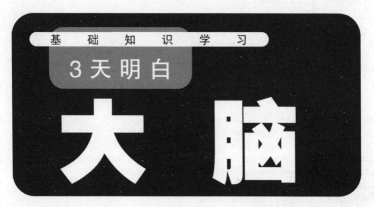

基 础 知 识 学 习

3 天 明 白

大 脑

日本早稻田大学教授

山元大辅 主编

夏 敏 译

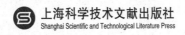

上海科学技术文献出版社

Shanghai Scientific and Technological Literature Press

图书在版编目（CIP）数据

大脑 /（日）山元大辅主编；夏敏译 . —上海：上海科学技术文献出版社，2014.10

（三天明白）

ISBN 978-7-5439-6396-2

Ⅰ . ① 大… Ⅱ . ① 山…② 夏… Ⅲ . ① 大脑—普及读物 Ⅳ . ① R338.2-49

中国版本图书馆 CIP 数据核字（2014）第 240335 号

MIKKA DE WAKARU NO by Diamond Inc.

Copyright © 2001 by Diamond Inc.

Original Japanese edition published by Diamond Inc.

Chinese simplified character translation rights arranged with Diamond Inc. through EYA Beijing Representative Office

Chinese simplified character translation rights © 2011 by Shanghai Scientific & Technological Literature Publishing House

图字：09-2009-713

责任编辑：曹文青　夏　璐
封面设计：许　菲

大　　脑

日本早稻田大学教授　山元大辅　主编　夏　敏　译
出版发行：上海科学技术文献出版社
地　　址：上海市长乐路 746 号
邮政编码：200040
经　　销：全国新华书店
印　　刷：昆山市亭林印刷有限责任公司
开　　本：787×1092　1/32
印　　张：7.625
字　　数：180 000
版　　次：2014 年 10 月第 1 版　2014 年 10 月第 1 次印刷
书　　号：ISBN 978-7-5439-6396-2
定　　价：25.00 元

http://www.sstlp.com

前　言

　　"我思，故我在"，人们的存在正是因为有了大脑。"一起进公司的A君总是自信满满啊！他怎么总是如此积极向上，好让人羡慕。"你是否抱有这种想法而感到自卑？或者你一定有过这种经历："B君实在找不到打高尔夫球的感觉呀。不知教了他多少遍转腰摆胯的方法，总改不过来。"当看到有些人不能很快学会自己轻而易举就能掌握的事，总会产生一种不耐烦的感受。人各式各样，而且行为各异，充满了个性。这种行为、思维、情感和性格所表现出的种种差异，都是由大脑决定的。真可谓精神个性就是大脑的个性。

　　因此，充满自信、积极向上态度的秘诀在于大脑之中。打高尔夫球时要实现理想的挥杆动作之秘诀也隐藏在大脑中。这样一想，可能就会产生一种强烈的冲动：总想要发掘"编入"大脑内的结构真面目。因为你就是你、而非他人的信息早已被记录在大脑之中。

　　当原只不过是童话故事的克隆人作为一个现实问题浮出水面时，或许多数人的想象是：将会诞生与自己身材一模一样、具有与自己完全相同思想的复制人。然而不久人们明白了这种想象完全是种误解，以至于产生一种若有所失和恰如期盼的安心感。因为从远古时代就有两个具有完全相同遗传基因组的人，这就是单卵双胞胎。假如采用与克隆羊"多利"相同的方法克隆人的话，"原版"人与"复制"人的个体差异实际上比单卵双胞胎还要大。谁都清楚两

1

个人考虑问题可能会完全不同、性格迥异和行为有别,可以想象克隆的两人之间其人格差异肯定比双胞胎更为悬殊。

也就是说,即便遗传基因完全相同,而大脑也全然不一样。不言而喻,即使从某个人身上摘取肾脏、肝脏或心脏移植给他人,供体者的人格也不会转移给接受脏器移植的人。然而大脑却不同,假设可将大脑整个进行交换移植,则理所当然你会完全变成他,而他也会完全变成你。但目前技术上不可能达到,故不必担心。

像其他大多数生物一样,人体只是由一个受精卵分裂繁殖成无数的细胞后产生的。也就是说,与肾脏或肝脏、心脏一样,大脑也是来自一个微不足道的受精卵。不错,万物原本皆相同,携带的遗传基因也与其他脏器如出一辙。对于大脑握有获得自我、控制人们身体,甚至到临死前还在发出指令这一特权的奇异性和神秘感,现代大脑科学又能阐明到何种程度呢?它会带给我们自信和积极向上的态度抑或成为高水平高尔夫球员的秘诀吗?编纂本书的目的,就是为了解答这些疑问。

大脑科学是一门深奥的学问,懂得越多,越会产生新的疑问。此时建议您去阅读更专业的书籍,以便进一步加深理解。而作为您学习中的第一步,特推荐您阅读本书。

山元大辅

2001年8月于叶山

目　录

第4章 大脑是驱动身体的司令官

所谓掌控所有运动的大脑
这一令人惊叹的系统 ································ 71

了解身体与大脑关系的要点

如果没有大脑的正确指令，
也就不能捕捉眼前的东西 ································ 72

◆ 运动与大脑①
直到大脑向身体发出命令

第9章 现代社会与大脑的关系

了解现代社会中的大脑问题之要点

第**1**章

神秘的器官——「大脑」结构

首先让我们了解其结构
大脑具有复杂而精致的构造

人类精致的大脑
是生物界中最高级的"艺术品"

掌控人类理性行为的大脑功能

大脑可以说是让人类活得更像人的重要器官。当然,动物也有大脑,但因为人拥有远比动物大脑进化得更高级的大脑,才能使人生存于世。

譬如动物通过眼睛看东西、通过耳朵听声音、通过鼻子嗅气味、通过皮肤与外界接触,而掌控这些器官的就是大脑。这也是比动物更高级的人类所共有的。但除此之外,人类还会思考问题、判断事物、感觉喜怒哀乐,有时还会用意志来抑制这些感觉,并通过音乐和美术等艺术活动来表现自我。

也就是说,正因为能进行比动物更高级的精神活动,人才成其为人。而且能够进行这些理性活动,也要归功于人类具有独特进化的大脑。

布满复杂网络的大脑内部结构

当大脑受到些细微损伤时,也就不能充分发挥出其功能。这就容易形成人的功能上比较欠缺这一重要结果。因此,大脑被头盖骨所覆盖并漂浮在脑脊液中。这样,就能免受外界的冲击。

而且大脑的内部结构相当复杂,既坚韧又非常精密。

大脑不是单纯的一团肉疙瘩。大脑内有"形形色色的脑",并重叠成多层,分别起着与之相应的作用。

大脑内的"形形色色的脑"相互之间具有紧密的关系,有时扮演着主角,有时扮演着在背后支持主角的"绿叶"。各层次的大脑十分清楚各自的领域,原则上不会侵犯其他领域。

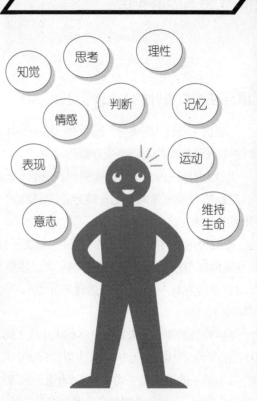

再进一步观察大脑内部结构就会发现,其微观世界密密麻麻地向四周延伸。称为"突触"和"神经元"的物质是形成大脑最基本的物质,这些物质构筑起大脑内部的网络,基石般支撑着大脑各方面的活动。

假设是"上帝"创造了人的大脑,当认识到其构造和网络以及身体供给大脑能量时,人们只能惊叹不已。

这或许是在相当漫长的岁月中适应需要而持续不断进化的成果。因此,人类大脑的结构是生物世界中最高级的艺术品。

由脑膜和液体双重保护的最重要的器官

人的大脑相比体重而言极为重要。这意味着大脑是进化得最好的。那它呈现怎样一种形状呢?

漂浮在150毫升的"大海"之中

大脑由头盖骨(脑颅骨)包覆着。该头盖骨也可称为"骨容器",它保护着人最重要的大脑免受外界的冲击。

其次,大脑还由多层防护壁保护。处于大脑最外层的是硬脑膜。

硬脑膜与脑颅骨内侧的骨膜愈合,沿脑沟附近有一S形静脉窦,静脉血流经此处。

硬脑膜内侧有一层薄薄的蛛网膜,脑表面被很薄的软脑膜所覆盖,在蛛网膜与软脑膜之间充满了脑脊液。该脑脊液的量约为150毫升,脑就漂浮在这"大海"中。通过脑脊液的"大海",大脑形成免受外界冲击的形态。

生物的脑重量一般来说与身体的大小成正比,如体型巨大的象为4 000克,牛为450克,狗为100克,体型比狗还小的兔子为50克。

日本男子的脑重量平均数为1 400克。但实际上感觉"头沉"时,可能已经患病,而平时是感觉不到其重量的。除非就像有的人负担过重,一般都感觉不到体重一样。

进行复杂协作的网络

人的大脑结构首先是大脑半球,其次有间脑、中脑和延髓,并与脊髓相连。

大脑半球占据脑的大部分,分成大致相对称的左右半球。表面有许多沟,沿此沟分为额叶、顶叶、枕叶和颞叶,分担各自的功能。其中额叶位于大脑的前半部分,占据了大脑的40%。

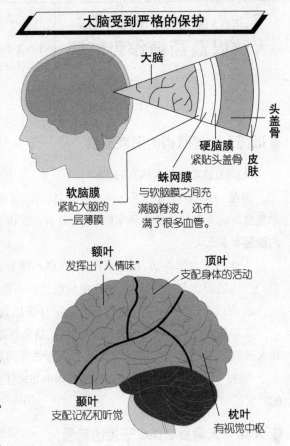

大脑受到严格的保护

大脑

头盖骨

硬脑膜
紧贴头盖骨

皮肤

蛛网膜
与软脑膜之间充满脑脊液,还布满了很多血管。

软脑膜
紧贴大脑的一层薄膜

额叶
发挥出"人情味"

顶叶
支配身体的活动

颞叶
支配记忆和听觉

枕叶
有视觉中枢

位于左右的两个半球由称为"胼胝体"的部分相连接。神经纤维束穿过该胼胝体,两个半球通过此神经纤维束紧密相连。

间脑被包在大脑半球中,中脑形成了一个连接大脑半球和脊髓的信息转送点。继中脑后有延髓,神经束走行于延髓,神经细胞群都集中在背面一侧。该间脑、中脑和延髓也可总称为脑干。

另一方面,小脑位于延髓和中脑的背部,其大小仅次于大脑半球。该小脑由神经纤维与间脑、中脑及脊髓相连。这样,各个部分就形成一个紧密相连的网络,组成了复杂而又高级的器官。

可随心所欲任意使用？大脑以葡萄糖作为能源

大脑与其他器官相比消耗了巨大的能量。这所谓的能量实际上就是葡萄糖。大脑一天必需120克葡萄糖。

▌抵得上全部肌肉的消耗能量

人的大脑重量只占体重的2%。

但是，其消耗能量几乎达到全身的近20%，这相当于全部肌肉的消耗量。而全部肌肉约占体重的一半，这样一想即可知道，大脑消耗的能量有多么大。

人体的三大营养素，就是蛋白质、脂肪和糖类，人体大部分都以它们作为能源。与此相比，大脑仅使用糖类——葡萄糖作为能源。

血液成分之一的红细胞也与大脑一样仅以葡萄糖作为能源。

大脑是通过分解葡萄糖来获得能量，其结果葡萄糖变成二氧化碳和水而消失。大脑只消耗其他脏器源源不断送来的葡萄糖。

这样一想，大概也可以说大脑是人体中非常任意的、有着消费癖的器官。

▌大脑一天需要2 092千焦的热量

对大脑而言，葡萄糖是一时不可或缺的。如果葡萄糖不足，大脑立刻就会陷入营养不足状态，不久脑细胞就会死亡。因此，必须适度保持血液中的葡萄糖浓度，并不间断地向大脑输送葡萄糖。

成年男子的大脑每天需要2 092千焦的热量。

为了确保这些能量，需要约120克的葡萄糖。因此，人体每天始终要将120克的葡萄糖连续不断地供给大脑。

再说,红细胞等每天也需要约40克的葡萄糖。

一旦感觉肚子饿了,思考能力降低也就不无道理。此时,一颗糖果就会使大脑清醒。这是因为及时补充了可使用的糖分。

■ 也需要蛋白质和脂肪

大脑所需的营养不仅局限于葡萄糖。

的确,如果不供给一定量的葡萄糖,脑细胞不久就会死去,但要始终保持和管理大脑的活动,还需要蛋白质和脂肪。假如蛋白质和脂肪不足的话,大脑仍然不能顺利运转,而且还会对人的活动带来障碍。

大脑要大量消耗它所嗜好的葡萄糖,并按需要摄取蛋白质和脂肪。

大脑所消耗的能量与全部肌肉相等

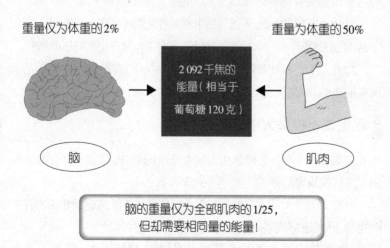

重量仅为体重的2%

2 092千焦的能量(相当于葡萄糖120克)

重量为体重的50%

脑

肌肉

脑的重量仅为全部肌肉的1/25,但却需要相同量的能量!

思维、运动、知觉和维持生命……精密构成的大脑结构

大脑是一个精密的构造物。各个部分紧密相连，犹如精密的齿轮不停运转，支配着我们的整个活动。

■"人情味"来自额叶

如前所述，大脑是由以下三部分组成：① 左右相对称的半球组成的大脑半球；② 由间脑、中脑和延髓组成的脑干；③ 由小脑所构成，并且都与脊髓相连。

大脑半球沿表面刻出的沟槽分成额叶、顶叶、枕叶和颞叶，而额叶具有与意志和创造力相关的功能，即起到发挥所谓"人情味"的极高级的作用。

此外，顶叶也是支配脸、手、躯体和脚等运动的中枢，还兼具运动功能和感受身体各部位痛感的功能。

枕叶中有视觉中枢，人通过该中枢可看见东西。其次，颞叶中有听觉中枢，能够分辨声音。与此同时，颞叶还具有用作储存记忆场所的功能。

除此之外，额叶和颞叶担负着语言中枢的重要作用。正如后面所要阐述的，起到这些作用的几乎都是左半球。

■尽管很小但做大事的下丘脑

在脑干中，间脑是被包在大脑半球中的部分，这里有个称为丘脑和下丘脑的重要部分。

在犹如两个鸡蛋并列状的丘脑中，具有与不随意运动相关的神经细胞群，同时还形成了一个各种感觉信息的中转基地。

位于其下方的下丘脑其大小约为丘脑的20%，从整个脑来

看,其体积还不到1%,重量也只有10克左右。但这里有着支配本能行为的中枢,巧妙地调节着各种功能的平衡。因此别名也可称为"生命中枢"。

中脑位于丘脑下面,控制着步行等运动,作为连接大脑半球和脊髓的信息中转场所而广为人知。此外,这里集中着大量的神经核,这些神经核调节着反射性功能。

延髓是指从中脑转到脊髓的部分,这里有着自主神经核。该自主神经核是起到调节内脏各器官作用的功能。在这些内脏器官中,还包含了与维持生命紧密相关的呼吸循环系统,如果延髓受伤,将直接与死亡相关。

小脑只不过占整个脑重量的10%,但它却控制着身体的平衡。因此,神经纤维束从小脑伸出,与间脑、中脑和脊髓相连,对控制运动功能起着重要的作用。

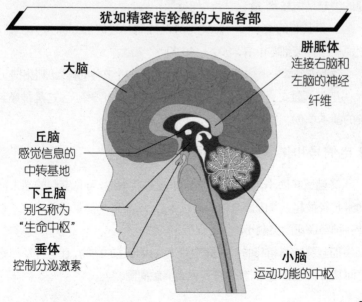

犹如精密齿轮般的大脑各部

胼胝体
连接右脑和左脑的神经纤维

大脑

丘脑
感觉信息的中转基地

下丘脑
别名称为"生命中枢"

垂体
控制分泌激素

小脑
运动功能的中枢

9

何谓突触？何谓神经元？这是大脑内的信息传递系统

大脑始终储存大量的信息，并迅速进行传递。肩负此精密系统基石的，是称为"突触"的部分。

大脑皮质中有140亿个神经细胞

大脑瞬间处理着无数的信息，经神经细胞和突触将指令送到身体各部。肩负其核心作用的是覆盖着大脑半球表面的大脑皮质。

根据某种理论所述，人类大脑皮质的神经细胞约为140亿个。顺便说一下，据说黑猩猩的神经细胞约为80亿个，兔子约为13亿个。

该神经细胞形状独特，其最大的特点是具有大量的突起。其中一根长长的突起被称为"轴突"，并与其他的神经细胞相连接。由于其他的突起呈树枝状，故称之为"树突"。

一根长长的突起——轴突与神经细胞相连的部分称为"突触"，据说一个神经细胞中有5 000 ~ 10 000个突触。

这就意味着一个神经细胞与5 000 ~ 10 000个其他的神经细胞相连。

把包括轴突、树突在内的一个神经细胞称为神经元，这是神经系统的基本单位。

电信号和化学信号的匹配

突触极其微小，在电子显微镜下观察其构造，可见突起的端末部如纽扣状鼓起。其内部有称为线粒体的、具有产生能量功能的粒子和储存神经递质的突触小泡。

而且突触与相邻的神经细胞并不构成相连的结构，且与神经细胞之间具有极小的缝隙，我们将其称为突触间隙。

那么,大脑中的信息传递是如何进行的呢?

首先,是依靠电信号从神经细胞向末端神经纤维进行信息传递,并到达突触。电信号的刺激使储存在突触小泡中的神经递质释放到突触间隙,由它再将信号传导到下一个神经细胞。

信息的传导首先是靠电信号进行的,但突触大多数情况下不能兼容电信号,那电信号在此就要转换成化学信号,在下一个神经细胞中再次变成电信号后被传递下去。

其结构看来稍有些复杂,总之在信息的传导中,电信号与突触中的化学信号经过绝妙的匹配,某种刺激和兴奋瞬间就能穿过神经细胞的网眼。

神经细胞的基本单位——神经元

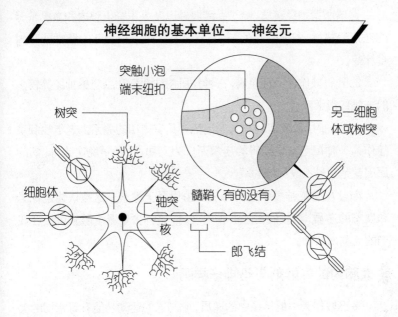

突触小泡
端末纽扣
树突
另一细胞体或树突
细胞体
轴突
核
髓鞘(有的没有)
郎飞结

生气时大脑中会产生什么？神经递质的功能

大脑要发出化学信号，当然就需要有化学物质。这就是脑内神经递质，它有各式各样的种类。

▌当受到惊吓时就会分泌去甲肾上腺素

电信号经脑内的突触变换成化学信号，而在转换成化学信号中，有大量的神经递质参与其中。

倒不如这样说更准确：如果没有这些递质，就不可能传递信息。

这些所谓神经递质，除了乙酰胆碱以及去甲肾上腺素和多巴胺等的儿茶酚胺类、谷氨酸之外，还有γ–氨基丁酸（γ–GAB）、脑啡肽和内啡肽等。

乙酰胆碱作为一种递质，在神经肌肉结合部和副交感神经等较多的突触部很活跃。

与此同时，乙酰胆碱与人的记忆还具有密切的关系。老年性痴呆症作为一种记忆发生障碍的疾病而广为人知，一种学说认为，此病的原因就是这种乙酰胆碱的减少。

而且从交感神经中还会释放出去甲肾上腺素。这被认为是惊恐和发怒的递质，当我们在恐惧或生气时，这种去甲肾上腺素就会在我们的大脑内跃动。

▌大脑内的麻醉剂与吗啡一样吗

多巴胺作为中枢神经中的递质，它与人的运动功能有着密切的关系。因此，如果多巴胺减少，则身体的活动会变硬，运动功能立刻就会降低。

其次，它还与脑啡肽、内啡肽一起被称为"脑内麻醉剂"。阿片中含有吗啡，它是一种可抑制疼痛的物质，而脑啡肽和内啡肽与吗啡担负着相同的作用，故被称之为"脑内麻醉剂"。

■ 安眠药或止痛剂作用于突触

这些神经递质是化学物质，与突触后侧的细胞所具有的受体相结合，进行信息的传递。而且由于是化学物质，较易接受药物的作用。

譬如当我们睡不着觉时会依赖安眠药，而要镇痛时会依赖止痛剂，而安眠药或止痛剂就是作用于传递信息的突触上，抑制神经递质或者促进其分泌。

连接突触和神经元的神经递质

- 突触
- Na$^+$
- 离子通道
- K$^+$
- 突触小泡
- Na$^+$
- K$^+$
- Ca^{2+}
- 突触间隙
- 受体
- 受体
- 受体
- 细胞膜
- **神经递质**
- =
- 发生化学作用传递信息
- 细胞核

通过这些药物，就能发挥出安眠或止痛效果。

一个神经细胞使用两个以上的化学物质作为信号，但其中要有一个为"主"的神经递质发挥核心作用。

人之所以成为人所必需的额叶皮质究竟为何物

我们称统管说话、辨别物体形状等高级活动的部分为"联合皮质"。5个联合皮质发挥各自的作用。

▌"去拿面前的物品"的指令

所谓联合皮质,是为了发挥各自功能而统一处理信息的松散型联合体。

而且,该联合体对人来说起到了极为重要的作用,或许可以说是人之所以成为人所需的功能。该5个联合皮质就是额叶皮质、运动皮质、颞叶皮质、顶叶皮质和枕叶皮质。

顾名思义,运动皮质是起到发出运动指令的作用。譬如要拿面前的物品时,是按程序发出指令并执行:该以怎样的顺序接近物品并能拿到手。反言之,若该部分有障碍,则就不能按照自己的意志进行运动,即使想要拿什么东西,手也动不了。

顶叶皮质具有识别空间的功能。这就是以信息的形式接收人所看到的东西,在空间概念中识别其位置关系。

▌思维、学习和实践的前额叶皮质

颞叶皮质掌控形状和脸的识别。人类通过眼睛获得信息后,就会识别其形状并作出判断。比如看到某人的脸就会判断他是谁,发挥这功能的就是颞叶皮质。

枕叶皮质起着比颞叶皮质更高级的作用。

当人看到东西时,颞叶皮质就会进行遴选其特征的工作,而枕叶皮质还会调动视觉以外的信息,给我们指出该物是什么。比如看到面前的玉米颜色并识别其形状,在综合这些信息后判断为玉米。

因此,该部分发生障碍时,就不能靠视觉信息来指定物品。

然而,额叶皮质比上述这些联合皮质更高级。甚至可以说它是大脑的最高中枢功能,也是人之所以成为人的部位。

其功能涉及思维、学习、推论、意欲及情操领域等多方面。

按照自己的意志制定出某些计划并制订按此计划执行的方案,再对这方案进行推敲,并付诸行动力争成功,当全部结束后再进行反思。这些都是以额叶皮质为中心所做的工作。

因此,越高级的动物,该额叶皮质的面积就越大。猫只占大脑皮质的3%,黑猩猩也只占17%,而人类竟占到30%。

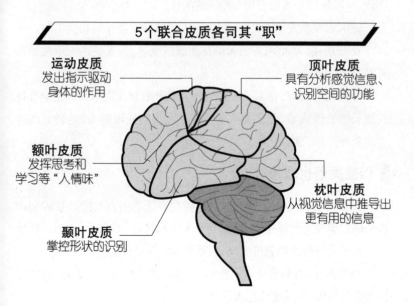

5个联合皮质各司其"职"

运动皮质
发出指示驱动身体的作用

顶叶皮质
具有分析感觉信息、识别空间的功能

额叶皮质
发挥思考和学习等"人情味"

颞叶皮质
掌控形状的识别

枕叶皮质
从视觉信息中推导出更有用的信息

15

语言vs感性，"右脑"和"左脑"竟有如此大的差别

现已探明了在大脑半球中右半球和左半球各自起着不同的作用。那"右脑"和"左脑"究竟有哪些不同？

▌系统研究始于30年前

左右脑的存在产生了轰动效应，那还是距今不久、进入20世纪70年代后的事。

当时已经查明，如果从中间切断连接癫痫患者的大脑右半球和左半球的胼胝体，即使右半球发生癫痫发作，它也不会扩散到左半球。因此，胼胝体切开术被应用于癫痫的治疗。

这时若观察左右半球即可知道，右半球和左半球的功能不同。

如前所述，动物越高级大脑皮质就越发达，人发达的大脑皮质可开展高级的精神运动。

然而我们知道，在其处理过程中左脑和右脑作用不同。左脑具备其擅长的处理领域，而右脑具备与之相适应的处理能力，这种处理能力的差异称为"侧性化"。

▌即使失语也能唱歌

左脑一般称为语言脑。这里是指在说话的语言功能以及辨别声音领域起着较大的作用，而且擅长于数字和符号，专司读、写和计算功能。人类是进行逻辑思维的动物，而负责这些处理的就是左脑。

与此相反，右脑负责空间意识的功能，总体把握视觉信息，负责感性世界如绘画、音乐这些艺术领域。

左脑发生脑卒中患者的情况可证明上面的论述。

这些患者不少都失去语言功能,即使想说话也不能按照自己的意愿说出话来。这是左脑发生障碍的证明。

但是,并不是说这些患者因为不能说话而连歌曲也忘得一干二净,患者能够自然哼唱曾经唱过的旋律。这是因为即便左脑受到了损伤,但承担音乐功能的右脑还健全。

然而,一般正常人也并非左脑和右脑完全分离的。

即由于左脑和右脑由胼胝体相连,因此左右脑几乎同时发挥功能。两个脑的作用不能明确地分隔开来。我敢说可以这样理解,左脑擅长于语言功能等逻辑性思维,而右脑更宜识别空间,并对感性领域更为敏感。

擅长语言的左脑和擅长辨识空间的右脑

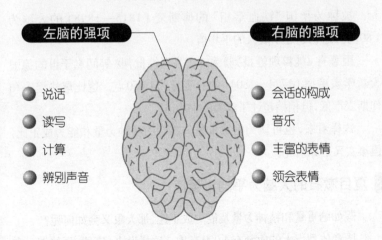

左脑的强项	右脑的强项
说话	会话的构成
读写	音乐
计算	丰富的表情
辨别声音	领会表情

历史上的伟人脑都很大吗？其重量与精神力量的关系

脑越重人类越能发挥出更高的精神力量并显示出天才性吗？若果真如此，天生就决定了其能力？

■ 大哲学家康德的脑重量

脑重量成人平均为1 200克～1 500克，占体重的2%～2.5%。

那么，脑重量与精神力量或天才性究竟有无相联关系呢？假设大脑掌控精神活动，似乎倒也觉得精神力量和智力往往受大脑的重量所左右。

要说历史上伟人的脑重量如何，因小说《父与子》和《初恋》而广为人知的俄罗斯文豪屠格涅夫（1818—1883）的脑重量为2 012克，这要比上面所说的成人平均值重得多。

被称为德国"铁血宰相"的俾斯麦（1815—1898）的大脑为1 807克，这也超过了成人的平均值。

因著有《纯粹理性批判》和《实践理性批判》等闻名于世的德国大哲学家康德（1724—1804）的脑重量为1 650克。这比屠格涅夫和俾斯麦都低，但稍稍超过了成人的平均值。

这样看来，也可认为脑重量是与高超的精神力量和能力成正比，但事实又是如何呢？

■ 夏目漱石的大脑为平均重量值

假如脑重量和精神力量及能力成正比，那大象又会如何呢？

毕竟体型巨大的象脑有4 000克重。这样说来，康德、屠格涅夫和俾斯麦都不如大象了。

当然，事实上并不存在这种情况。

譬如夏目漱石（1867—1916）的脑重量为1 425克，这在成人的平均重量值内。

脑重量为1 017克的诺贝尔奖作家

脑重量比夏目漱石还轻的是法国小说家阿纳托尔·法朗士（1844—1924）。

阿纳托尔·法朗士著有《希尔维斯特·波纳尔的罪行》、《苔依丝》和《红百合》等作品，这些作品以幽默的挖苦和辛辣的讽刺为特征。在他晚年获得了诺贝尔文学奖，然而具有如此成就的他脑重量只有1 017克，大大低于成人的平均值。

不言而喻，如此看来脑重量与精神力量和能力不存在正比关系。肯定有人听到"那位大文豪夏目漱石其脑重量也和普通人相同"后将会心安理得。

各种动物的脑重量

名　称	种　类	脑重量
人	哺乳类	约1 400 克
黑猩猩	哺乳类	约400 克
象	哺乳类	约4 000 克
日本猴	哺乳类	约80 克
老　鼠	哺乳类	约2 克
鳄　鱼	爬虫类	约20 克
鲷　鱼	鱼　类	约1 克
青　蛙	两栖类	约0.1 克

"脑重量"与"智力"
不一定成正比

"女孩讲话快"其奥秘在于大脑

男性大脑和女性大脑之间是否存在明显的差异？如果存在那又有哪些差异呢？所谓最新的研究探明的又是什么？

■ 语言的"女性脑"和抽象力的"男性脑"

男性大脑与女性大脑首先在形态上显示出不同。

就脑的大小而言，男性身体高大，所以就比女性的脑稍大。相反，连接左右脑的胼胝体端部女性比男性要大2成。

再来看左脑和右脑的工作方法，男性大脑和女性大脑有着巨大的差异。这也是因为女性在语言功能上不仅仅依靠左脑，还使用右脑，而男性是右脑、左脑分开使用。

如果观察男孩和女孩的成长过程就可发现，女孩要比男孩说话早。这是因为女孩掌控语言功能的脑发育得更早。

另外，说起名垂青史的音乐家，就会浮现出莫扎特、贝多芬和甲壳虫乐队这些男性音乐家的名字。也许因为男性的右脑不涉及语言功能，故能够"专注"于音乐。

■ 女性多爱"自言自语"的理由

胼胝体是左右脑的桥梁，起到相互交换信息的作用。

在该胼胝体的后部有一鼓出的部分，称为"壶腹"。再观察该壶腹的形状，相对于男性的脑呈棒状，而女性的脑如球状般鼓起。即其截面积女性大脑要胜过男性大脑。

这意味着什么呢？

在胼胝体的壶腹中有从枕叶、颞叶及额叶伸出的神经纤维。枕叶对识别空间和语言功能起着很大的作用，而且颞叶与记忆和听觉关系密切。

当然，壶腹的截面积越大，左右的枕叶、颞叶的管路也就越粗。

而且就胼胝体的壶腹截面积而言，女性较大则意味着女性大脑较之男性其左右的协作更佳。

女性口吃的情况较少而男性较多，也是因为女性大脑语言功能优异的缘故。而女性多爱"自言自语"，男性这种情况较少或许也是相同的原因。

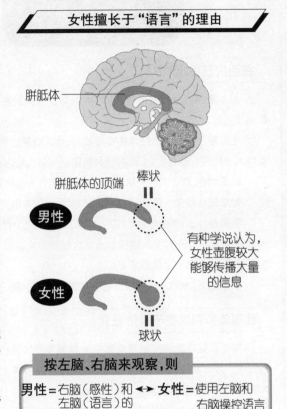

女性擅长于"语言"的理由

胼胝体

胼胝体的顶端   棒状

男性

女性

球状

有种学说认为，女性壶腹较大能够传播大量的信息

按左脑、右脑来观察，则

男性=右脑（感性）和左脑（语言）的分工明确   ↔   **女性**=使用左脑和右脑操控语言

男性大脑和女性大脑明显不同，这也就给男性和女性的生活带来了微妙的影响。

男性大脑与女性大脑
何时分离

在胎内已决定"方向"

如本章的最后部分所述,男性大脑与女性大脑在形态上和功能上都明显不同。

在连接左右脑的胼胝体的壶腹部,女性大脑要比男性大脑大。而且女性大脑的语言能力发达,而男性大脑则空间能力发达。

就算如此,那么人的大脑是从何时分成男性大脑和女性大脑的呢?

如果先从结论来说,则男性大脑和女性大脑在出生时就已决定了。

要说是什么时候决定的,应为怀孕4个月至7个月时。据说在此期间就已被定下了是男性大脑还是女性大脑的方向。但男女间大脑出现明显差异,是在出生之后过了4岁时。

在此值得注意的,到底是变成男性大脑还是女性大脑,这就取决于激素。

性别差的钥匙在于雄性激素

男性大脑在胎内经雄性激素——雄激素的沐浴后,开始进行男型的分化。此时从自己的睾丸中分泌出雄激素。如果未经雄激素沐浴,则大脑自动完成女性的发育。

即使遗传上为男性,因某些原因雄激素未作用于大脑时,则可预测大脑将变成女性。

男性大脑和女性大脑之差——所谓的"性别差",是取决于大脑在胎内分化时是否受过雄性激素——雄激素的沐浴。

这不是通过后期的努力或外界行为所能改变的。当孩子出生到这个世界上后,即便给男性大脑以雌激素或反之给女性大脑以雄激素,都不会对大脑的结构产生变化。

这样想来,即使男性多么希望要女性大脑,这都是不可能的,相反也然。

以男性大脑出生的男性一生将始终是男性大脑。

第2章

最新研究报告

大脑研究已发展至此——

科学家们为此而挑战至今

对人类而言大脑一直是个谜

挑战大脑这一最大之谜的人们

从古希腊时代起
人们就开始考虑"脑和心"

人是充满好奇心的动物。这种好奇心也是大脑产生的作用之一，迄今人们一直在驱使着这种好奇心以求解开大脑之谜。

那么动物与人究竟有哪些不同？高兴、愤怒的"心情"和"情感"是来自何方？在这头脑中究竟有些什么？人们总是不断向自己提出这些问题。

这是努力探索人的心灵的同时，也是在向"用大脑解释大脑"进行挑战。

回顾历史，系统开展这些研究的是科学萌芽之地的古希腊。如被称为"医学之父"的希波克拉底认为，"人的心灵是由大脑产生的"。因为当时他已经知道了大脑的存在，由此感受到心灵秘密的端倪。

同样，古希腊哲学家柏拉图也对大脑和精神进行了不懈的研究，并作出了结论："理性和智慧是上帝的精神，食欲和性欲是人的精神。"这一思想使人联想到将上帝的存在置于一切大前提上的时代，含义深刻。

当然，那时的科学技术还未发展到如今这样先进。正因为如此，可想而知对大脑之谜的挑战是多么的艰难。尽管如此，希波克拉底和柏拉图誓为攻克大脑的秘密作出了不懈的努力。

此外，天才艺术大师列奥纳多·达·芬奇也在不断探索大脑的功能，并认为精神就存在于大脑之中。

此后,大脑也成了人类一个永恒的主题。

大脑的系统研究终于找到了头绪

为此,众多的科学家专心致力于大脑的研究,为攻克隐藏在大脑中的秘密而不懈努力。

19世纪后,作为近代科学的重大课题之一,对大脑开始了系统研究,逐渐揭开了严密包裹着大脑的神秘之纱。

在解开大脑奥秘的过程中,科学家们还发现了隐藏在许多

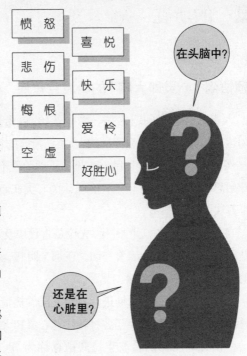

这些情感究竟存在于何处?

愤怒 喜悦 悲伤 快乐 悔恨 爱怜 空虚 好胜心

在头脑中?

还是在心脏里?

疾病中的大脑功能。譬如,侵扰前世界重量级拳王穆罕默德·阿里的帕金森症,就是一种代表性的大脑疾病。

大脑的研究不仅了解了大脑结构和解开了人类的心灵,还给许多心灵疾病点亮了科学明灯。

将来,最先进的科学和医学技术必将彻底揭开大脑的秘密,让人探视到人的心灵之谜。

柏拉图、达·芬奇……人类在不断探索"心灵"的所在

甚至连现代的尖端科技都将大脑作为一个"谜"留存于世。但回顾历史,我们知道人类从古代开始就在不断向大脑之谜展开了挑战。

▌领悟到"心灵即大脑"的希波克拉底

人类从会思考问题的那一瞬间开始,就希望窥视"心灵世界"。因为这是与其他动物完全不同的、人类所特有的世界。

然而,"心灵世界"眼睛看不见。正因为看不见,所以就会有许多人开始思考心灵究竟在何处? 有人认为心灵在心脏,但却确定不了这是否真实。

在神统领世界中心的时代,无论是古代埃及还是美索布达米亚或者是印度大陆,神灵统治着一切。在那个时代,人们都认为是上帝给人类注入了心灵——灵魂。

因此,人们持续不断地进行着对心灵的热情探索,直到古希腊时代,科学萌芽的苗生,产生了各种各样对心灵和大脑的推测与假设。

生活在古希腊的希波克拉底被尊称为"医学鼻祖"或"医术之父",他对大脑寄予了莫大的关心,写下了"人类的心灵——精神产生自大脑"而留传后世。真不愧为医学之父。

▌仍有很多大脑之"谜"

古希腊哲学家柏拉图也是对大脑非常关心的人之一。

他将精神分为两部分:理性和智慧等是"神的精神";情感、食欲和性欲等是人的精神。而且柏拉图还认为神的精神在大脑中,而人的精神在骨髓中。当时他已注意到大脑和脊髓,并观察到那里有神和人

的关系。

从13世纪到15世纪的文艺复兴时期,在美术和科学领域如愿以偿获得天才之名的是列奥纳多·达·芬奇,而达·芬奇也认为大脑中有精神。根据他的观点,大脑中的腔室,即所谓的脑室中应该宿有精神。

对大脑功能进行科学研究,是在进入19世纪之后。解剖学在医学领域终于获得进展,并伴随知识的积累,大脑的实验性研究成为一大潮流。

由此开始了大脑的系统研究。

研究大脑的历史还只不过几个世纪,即便是最新的医学科学,仍对大脑存有许多不解之谜。但随着谜底逐渐揭开,也许离彻底解开希波克拉底之后的大脑之谜已为期不远了。

系统的大脑研究历史始于19世纪

18世纪末叶,已对大脑解剖学的构造进行了研究

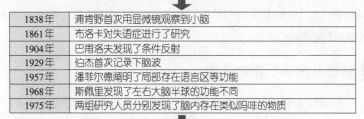

1838年	浦肯野首次用显微镜观察到小脑
1861年	布洛卡对失语症进行了研究
1904年	巴甫洛夫发现了条件反射
1929年	伯杰首次记录下脑波
1957年	潘菲尔德阐明了局部存在语言区等功能
1968年	斯佩里发现了左右大脑半球的功能不同
1975年	两组研究人员分别发现了脑内存在类似吗啡的物质

20世纪80年代,微量定量化学技术取得了进步,分子生物学流行。揭开了在大脑中活动的活性分子的结构和作用

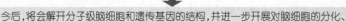

20世纪90年代开始使用功能磁共振成像装置和脑磁波扫描仪等,从外部测定大脑活动的方法取得了进步

今后,将会解开分子级脑细胞和遗传基因的结构,并进一步开展对脑细胞的分化、成长、繁殖、衰老和死亡的研究。而且开发类似大脑的计算机进程也会大踏步向前迈进

神经细胞移植已有成功之例

由于医学的进步,已可进行很多种的脏器移植,但果真能够进行大脑本身的移植?

■ 事实上不可能进行大脑的"整体调换"

心脏移植正如文字所描述,是摘除受到损伤并失去功能的心脏,将其植入可正常发挥功能的体内。肺、肝脏和肾脏等其他脏器移植也是一样。换言之,就是将老的脏器与新的脏器进行"整体调换"。

然而,唯有大脑在目前情况下不可能做整体调换之类的移植。大脑对生命而言是必不可少的器官,即便以现代最新的医学科技,还没有任何一种技术能进行大脑的整体调换。

大脑移植也是循序渐进地实现的。美国等国家的移植手术已达到临床水平,但它也不是整体调换大脑,而是移植构成大脑一部分的脑细胞,以此来恢复失去的脑功能。其典型的病例就是对帕金森症患者脑细胞的移植。

■ 移植分泌多巴胺的细胞

所谓帕金森症,简单说来就是指严重的运动障碍加精神症状的疾病,此病手足抖动不止,致使不能进行自主运动。

一般认为,其原因是中脑内分泌多巴胺的神经细胞遭到了破坏。其治疗方法是给患者服用L-多巴(左旋多巴)这种药物。通过服用这一药物,使体内产生多巴胺,弥补遭破坏的神经细胞功能。但往往会出现幻觉或类似于精神分裂症症状的不良反应。因此就要考虑移植分泌多巴胺的细胞。通过细胞移植,使之正常分泌多巴胺,消除运动障碍。

事实上美国已在进行这种移植,并已有恢复了运动功能的病例报道。但这一病例是将人工流产胎儿的细胞移植给患者的,因此,作为一个伦理问题招致议论。

尽管如此,但在帕金森症上的移植成功,更激起了对其他脑细胞移植的热情,其典

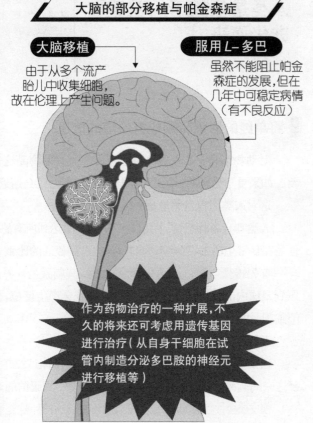

大脑的部分移植与帕金森症

大脑移植
由于从多个流产胎儿中收集细胞,故在伦理上产生问题。

服用 L–多巴
虽然不能阻止帕金森症的发展,但在几年中可稳定病情(有不良反应)

作为药物治疗的一种扩展,不久的将来还可考虑用遗传基因进行治疗(从自身干细胞在试管内制造分泌多巴胺的神经元进行移植等)

型病例就是老年性痴呆症的细胞移植。该病被认为有望移植分泌乙酰胆碱的神经细胞。

而且不仅是老年性痴呆症,或许在不久的将来能够实现与学习、记忆或思维等相关的细胞移植。

脑细胞移植与心脏等脏器移植不同,它没有排异反应。因此也有一种学说认为,这要比其他的脏器移植更为有利。

人类是依赖于"观察"进化而来

大脑的识别速度远远超过计算机。特别出众的是视觉。人是以怎样的结构来识别物品的呢?

▌将单纯的影像转换成有价值的信息

对动物而言,观察事物的行为或者能看见物品这一功能非常重要。如果看不见东西,就会失去很多信息,有时还会遭遇生命危险。

这对人类而言当然也是一样。

人类具有各种感觉,而视觉产生的刺激达到所有感觉的60%。即便是在日常生活中,观察事物的行为也占到极高的比重。

首先接受"看"行为的器官是眼睛,其刺激是外界的光线。当光照到眼球内的视网膜,感受光的视觉细胞会产生反应,反应传到神经节细胞,并经视神经最终被送到大脑的枕叶。

大脑的枕叶中有视皮质。

该视皮质的区域如字面所示,与视觉密切相关,并接收通过视神经送来的刺激形成视觉认识物品。即"观察"到眼前的东西是什么。

视皮质会按物品的颜色、形状、深度和变化这种种要素遴选出其特征。

▌这危险吗?——首先由视觉进行判断

人就是这样看眼前东西的,但这只是看到。

但判断不了那东西具有怎样的性质、是否存在危险。

识别它的是顶叶或额叶的功能,或者是与颞叶记忆相关的功能。就是人在看东西时,充分调动脑内所有的功能分析其形状等各种性质,以判断危险程度。

如果仅限于识别东西这一行为，那么人的这种视觉远胜于其他感觉。视觉要比听觉和嗅觉等其他各种感觉更处于一种优势地位。

人和猴子迄今为止以各种形式取得了戏剧性的进化。在这过程中，人和猴子加大了对"观察"的依赖，进一步提高了其重要性。前面提到视觉产生的刺激达到所有感觉的60%，而这数字就说明了其中的一切。

结果，人和猴子与视觉相关的视皮质愈加发达。

时至今日，有关视觉的各种研究正在不断发展，必将进一步解开与视觉相关的神经细胞及大脑功能的奥秘。

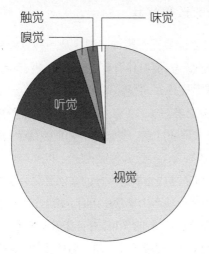

人类所获得的感觉信息的比例

触觉

嗅觉

味觉

听觉

视觉

视觉和听觉占了人类所获得的几乎所有的信息

人有时会患"心病"，这时大脑又会如何

为什么会患神经官能症、抑郁症和精神分裂症等"心病"？对于这些疾病的原因和治疗方法，最新的大脑研究又进展到何种程度？

▌"心病"都是大脑的故障

其他动物有没有心灵另当别论，人确实有心灵，人有时会患这种心病。精神分裂症或躁郁症等就是其代表病例。从严格意义上来说，精神性疾病——心病可以说是人特有的疾病。但由于人的大脑基本功能与其他哺乳类动物没什么区别，因此，有时宠物当然也会有"情绪"的高涨和低落。

总之，"心病"不用说都是大脑功能不全而产生的。

▌通过控制脑内物质来改善症状

比如，精神分裂症又是怎样呢？精神分裂症是一种重症精神疾病，其症状是陷于一种抑郁状态，有时伴有妄想或幻觉，也有不少偏向于脱离现实的言行。如果是这样，一般就很难与别人沟通了。

这不是像神经官能症之类短暂性的症状。如果说是否脑内产生形态变化，医学上至今还未证明这点。现在有一种理论认为，或许是大脑内产生化学变化，由该原因而导致各种症状的发生。

其中较有说服力的，就是脑内物质之一种的多巴胺与分裂症的关系，这种观点认为，当脑内多巴胺产生异常作用时，不就出现分裂症的症状吗？反过来说，如果抑制多巴胺的作用，有可能就会治愈分裂症。而抑制多巴胺作用的药物是抗分裂症药物，即一般所指的"强效镇静剂"。事实上给患者服用此药，确实可改善分裂症的症状。

遗传因素与精神分裂症具有很大的关系。有人对具有精神分裂症家族史的人为对象研究了究竟哪些遗传基因负责易感性。一种学说认为,有分裂症的家族中,在突触后侧起到接受多巴胺作用、制造多巴胺受体的遗传基因上发生了些许的变化。

然而,这并不能完全解开脑与精神疾病之间的关系,其中还包含着许多奥秘。就拿多巴胺与精神分裂症的关系来说,那也只不过是一种有说服力的学说而已,并不能因此解决所有的问题。不仅仅是因为有了易感性基因才发病,肯定还与环境因素有很大的关系。

总之,当大脑内发生物质变化时,就会产生精神疾病——心病。由此可见大脑与精神疾病之间的关系。

多巴胺的异常作用与精神分裂症

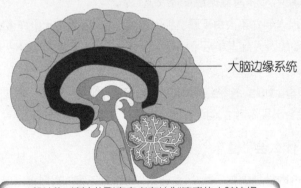

大脑边缘系统

一般认为,精神分裂症患者在控制情感的大脑边缘系统过多地接受了多巴胺,因此形成抱有妄想或恐惧的情况

细胞减少、不断萎缩的大脑——所谓孩子和老人大脑的差异

从出生到这个世界上后，脑神经细胞数就不会增加。细胞只会死亡、减少。这主要会影响到记忆和视觉。

▌一天减少了10万个

脑神经细胞出生后不会增加，而且只会逐年减少。一般来说，一超过30岁，神经细胞就开始出现减少的倾向。到50岁左右以一天20万个的比例减少。另有调查显示，神经细胞从20岁开始每天逐渐减少10万个。这种明显表现出大脑"衰老"的情况就是脑萎缩。根据对已死亡者的脑重量调查显示的数据，大脑重量20岁到30岁为最重，此后逐渐减少，80岁时竟比最重时减少17%。

但人们并不会由于脑萎缩而感到吃惊，因为实际上许多脏器都会逐年萎缩。人到老年后个子就会缩矮，而且体重也会减轻。大脑也是一样。

尽管如此，神经细胞的减少仍然是个问题。因为神经细胞一减少，就会出现各种各样的症状。

▌为什么会"健忘"

脑内神经细胞一减少，首先会以"记性不好"的形式出现。

所谓记性不好，就是指想不起往事的状态。此时，有不少情况是回忆不出人名或地名这种具体的名称。

记性不好后明显出现的是视觉变差。原因是掌控视觉的视皮质神经细胞减少，功能减弱。根据最新数据显示，一到70岁以上，视皮质的神经细胞竟减少到峰值时的一半左右。如果大脑衰老进一步发展，

即使留下老的记忆,但也保持不了新的记忆。再进一步发展,连一个小时以前的事都会完全忘却。最新的医学知识都无法说明为什么会如此,但一般认为,神经细胞的减少至少也是原因之一。

如前所述,大脑萎缩影响到了记忆的丧失,其证明就是所谓的"痴呆"老人的情况。这时,症状越严重的老人,越会出现脑萎缩的倾向。如果脑萎缩,那就很难保持老的记忆并储存新的记忆。

反过来说,要保持健全的记忆,始终需要保持一定量的健康的神经细胞。"保持年轻的头脑"说的就是这个意思。

在这方面最可靠的是最近发现的脑干细胞。这种细胞无论是成人的大脑还是过了70岁的人,它仍会不断分裂、产生新的神经细胞。只因死去的细胞太多,因此总体上显得细胞在减少。利用这种干细胞以图大脑返老还童,这就是脑科学家的目标之一。

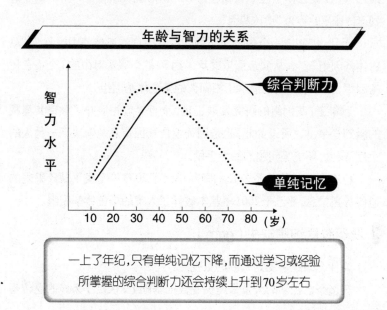

年龄与智力的关系

智力水平

综合判断力

单纯记忆

10 20 30 40 50 60 70 80 (岁)

一上了年纪,只有单纯记忆下降,而通过学习或经验所掌握的综合判断力还会持续上升到70岁左右

通过果蝇的遗传基因所了解到的大脑秘密

随着与大脑关系密切的遗传基因研究的飞速发展，大脑神秘的门扉将被开启。颠覆常识的新发现的报告。

▋21世纪是遗传基因研究的时代

为了研究复杂的大脑，尝试了从其设计图的遗传基因进行探索的方法。生物这一物种其双亲会将各种性质传给子代，这时，遗传基因就相当于设计图。

生物是依靠遗传基因持有的密码所制造的蛋白质来维持生命。

遗传基因存在于细胞中。生物的细胞中央有细胞核，细胞核内有染色体，在染色体中脱氧核糖核酸(DNA)形成双螺旋状。在DNA中起到遗传作用的称为"遗传基因"。

而且，把制造一个生物所必需的最低限度的遗传基因组称为"染色体基因组"。人从父亲那里继承了约30亿个碱基对中的1个染色体基因组，从母亲那里也继承了相同数的染色体基因组。

近年来，基因组的研究发展迅猛，全世界竞相展开了破译其奥秘的激烈竞争。之所以如此，也是因为遗传基因信息是解决下一代人的医疗、粮食、环境等问题的最终手段。

已有美国风险投资公司和国际小组于2000年完成了破译果蝇的遗传基因信息，并已于2001年基本破译了人类的染色体基因组。

▋发现胶质细胞缺失(gcm)

为什么果蝇会受到人们的重视呢？

在迄今已积累的大量果蝇突变数据基础上，认定了果蝇的遗传基因和人的遗传基因在功能上有相似性。即果蝇的遗传基因信息对解析人的遗传基因将作出巨大贡献。

遗传基因解析技术的飞速发展,有力地支持着这些探索。其结果,能根据正确的遗传基因信息解析大脑的功能。

日本国立遗传学研究所堀田凯树所长领导的研究小组,发现了果蝇中存在胶质细胞缺失(gcm)这种遗传基因。而人也有同类的遗传基因,并知道一旦这种遗传基因产生异常,脑神经就不能正常发育,并会丧失胶质细胞。

人的脑细胞中有90%的神经元和10%的胶质细胞,胶质细胞提供给神经元营养,并排出代谢物。近年来一般认为神经元是高级细胞,胶质细胞是原始细胞。

而"gcm"的发现,将从根本上重新认识迄今神经元与胶质细胞之间的关系。这就意味着通过遗传基因信息的研究,开始颠覆大脑的常识。

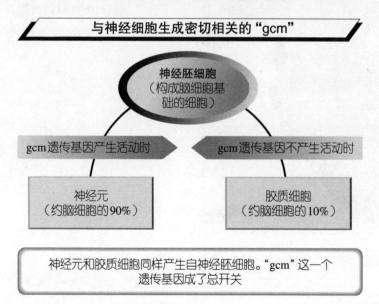

与神经细胞生成密切相关的"gcm"

神经胚细胞
(构成脑细胞基础的细胞)

gcm遗传基因产生活动时　　　　gcm遗传基因不产生活动时

神经元
(约脑细胞的90%)

胶质细胞
(约脑细胞的10%)

神经元和胶质细胞同样产生自神经胚细胞。"gcm"这一个遗传基因成了总开关

▌Satori 突变体

此外，本书主编者的研究小组发现了以雄性为同性恋的突变——Satori。

如果将正常的遗传基因植入果蝇体内使之发挥功能，以此来取代 Satori 突变体中受到破坏、不能发挥正常功能的遗传基因，证实它会再次变成异性恋。人体内是否也存在与这种 Satori 遗传基因相似的"同性恋基因"？这将是今后的一个课题。

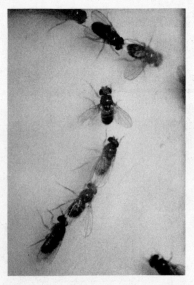

Satori 突变体雄性同性恋排成队列的行动

摘自 1993 年 4 月 21 日的
《读卖新闻》晚报

阻止脑死亡的有效治疗方法

近年来,大脑的低温治疗方法备受关注。这是由日本医学界发出的最新医疗信息。如果冷却受损伤的大脑又会怎样呢?

▌如果用冷水将身体冷却到32℃

即便告诉你有大脑的低温治疗方法,恐怕也想象不出它的具体印象。然而这确实是发生交通事故时,脑挫伤等大脑致命性外伤以及脑卒中等治疗现场发挥出效能的最新治疗方法。

比如交通事故中的患者被送到医院的急救中心。患者受了致命重伤,出现脑内血肿、脑挫伤等症状,濒临脑死亡威胁。此时医生让患者睡在通有冷水的垫子上,在患者身上盖上同样结构的垫子,患者处于被冷水垫子夹在中间的状态。这时,流过患者体内的血液变冷,大脑温度也立刻降了下来,同时让治疗现场的温度也逐渐降到32℃。被夹在冷水垫子中的患者如同进入"冬眠状态"。这样,通过降低大脑的温度来防止脑死亡。若不降低温度,脑压(脑内压力)会上升,大脑的血液流动停止,因此神经细胞就会死去。这就是脑死亡。

我们将这种降低大脑温度进行的治疗称为"低温治疗"。

▌防止脑细胞的自毁

根据最新的脑科学确定,即使大脑受到严重损伤,也不是所有的神经细胞就会立刻死亡。但是,残存下来的神经细胞不久也会随时间的推移进行自毁。给这自毁作用带来巨大影响的是谷氨酸。即便以目前的医学科技,也很难防止谷氨酸外流而产生的细胞自毁。

因此,低温治疗备受世人关注。

如前所述，该治疗法就是通过降低大脑的温度使脑压下降，以此防止未受损伤的神经细胞完全死亡并阻止大脑死亡。乍一看似乎非常简单，但最新的医学评价这种方法对脑外伤或脑卒中是最有效的。

日大医学院板桥医院的生命急救中心积极开展这一治疗的研究，并已防止了众多患者的脑死亡。其详况在"NHK专题节目"令人惊异的小宇宙——人体"中已有详细报道，引起了巨大的反响。

低温治疗及其过程

因事故大脑受伤！呀，怎么办啊？

将体温冷却到32℃。使身体处于冬眠般状态
↓
用低温治疗来抑制大脑肿胀、防止脑压上升
↓
在防止神经细胞完全死亡的基础上开始治疗
↓
待损伤充分恢复后使体温复原
↓
身体恢复到能过上正常的社会生活

首先开始治疗
↓
大脑肿起来，头盖内脑压升高
↓
血液难以流动，造成氧气和营养不足
↓
细胞中释放出谷氨酸
↓
即使恢复血流，谷氨酸造成的损伤也不能复原，细胞完全死亡
↓
即便治疗进展顺利，但最终会陷入脑死亡

当然，不仅是板桥医院的生命急救中心，日本各地的脑外科急救现场都在进行这种治疗，医生们正在竭尽全力挽救患者的生命。

大脑一兴奋，"调解员"的物质就会大显身手

任何人都会有这种感觉：人一紧张，心脏就会剧烈跳动。因为这时大脑中有某种传导物质在发挥作用。

▌多达一百几十种的脑内物质

正如第1章中所述，大脑中的信息传导是依靠神经细胞的电信号传到突触，并在突触转换成化学信号。而且在转换成这些化学信号过程中，有许多种神经递质参与。

但是，递质不仅仅是参与这些转换。转换时递质的活动是决定兴奋程度即大脑的作用。这些脑内递质尽管已被确认，但却多达一百几十种。主要有乙酰胆碱以及去甲肾上腺素、多巴胺、5-羟色胺和GABA等。

GABA是γ（伽马）-氨基丁酸的简称，脑内物质中大量存在该物质。由于其抑制的性质很强，故被认为是大脑易产生兴奋的"调解员"。因此，人们期待着如果GABA的研究取得进展，不就能了解人类的"兴奋—抑制"这一心理机制了吗。

▌兴奋与抑制

乙酰胆碱是最早被发现的神经递质，它在神经肌肉结合部和副交感神经以及许多突触部作为一种递质大显身手。一般认为，老年性痴呆症就是因为乙酰胆碱减少而引发的。另一方面，它还与觉醒、学习以及睡眠关系密切。

去甲肾上腺素由交感神经析出，但一般认为这是惊恐和愤怒的递质。因为当我们惊恐或愤怒时，我们大脑内就会大量分泌出这种去甲肾上

腺素。

5-羟色胺也广泛分布于大脑内，干预觉醒和睡眠。5-羟色胺对提高积极性也很重要。作为使低落的情绪转变成积极向上情绪的一种药物，在美国颇有人气的"百忧解"（盐酸氟西汀胶囊）具有加强5-羟色胺功能的作用。

从以上情况可知，神经递质大致有两种功能：那就是使神经兴奋的物质和抑制神经兴奋的物质。前者是乙酰胆碱、去甲肾上腺素和5-羟色胺；抑制神经失控的物质是γ-氨基丁酸（GABA）。

但根据不同的神经细胞种类，乙酰胆碱和5-羟色胺往往也能起到抑制作用，这非常复杂。

如果这些物质的研究取得进一步进展，则一定能更清楚地认识人类的心理活动。

控制人精神的主要脑内物质

物质名称	作　用	心理状态
多巴胺	刺激本能的快感	充满干劲
去甲肾上腺素	给觉醒中枢以刺激	充满焦虑
5-羟色胺	给情感系统以刺激	产生积极向上的情绪
乙酰胆碱	促进神经细胞的活性	头脑清醒
L-谷氨酸	传递信息的正统作用	平常心
γ-氨基丁酸	镇定兴奋	轻　松
β内啡肽	感觉彻底麻痹	快　乐
内源性大麻酯	印度大麻类的作用	陶醉状态

老龄化社会的一大问题，有无防止痴呆症的治疗方法

随着进入老龄化社会，逐渐增多的痴呆症及此病之一种的老年性痴呆症。这都是些什么疾病？有否治疗方法？

▌痴呆症的原因各式各样

所谓痴呆症，医学上是这样定义的："一度正常发育的智力因大脑障碍或损伤而持续性降低，并给日常生活和社会生活带来较大影响的状态。"其具体的症状有下列几种：① 健忘；② 判断力下降；③ 不能理解对方说的话；④ 忘记家中洗手间等对日常生活带来障碍等。这些症状都是由大脑功能障碍所引起，比如既有疾病或受伤原因产生的病例，也有大脑本身的变化为原因产生的痴呆症，而且还有药物导致痴呆症的情况。

说起痴呆症，一般是指老年性痴呆症。人随着年龄增大记忆力减退，一部分人会发展到被称为"痴呆"的状态，这就是人们所称的老年"痴呆"，其中还包括老年性痴呆症。

▌也可能并非是"不治之症"

我们来看一下老人患痴呆症的比例，65～69岁为1.2%、80～84岁为11.7%、85岁以上为19.9%。从这些数字中可知，随着年龄增大，痴呆症比例急剧上升。按男女性别来看，女性发病率较高，而女性寿命较男性长也是其原因之一。

社会上都认为痴呆症是不治之症。但若采用最新的研究和治疗方法，看来并不都是不治之症。譬如，在闭经期发生的中年女性痴呆等，采用女性激素——雌激素的处理方法，往往会有惊人的改善。

另一方面，老年性痴呆症是既有在中年期发病的，也有到老年后才出现症状的疾病，它被视为痴呆症的代表性病例。有人认为，日本在1995年时有126万的患者，进入老龄化社会后，将达到150万人以上。

老年性痴呆症的症状始于健忘、热情减退，若症状再发展，就会坐立不安、走来走去，到末期时陷于高度的智力障碍。一旦发病，一般认为不可能阻止该病的发展。根据最新的研究结果，发现了一种虽然不能治愈此病、但能减缓其发展的药物。此外，根据容易患老年性痴呆症家族史的研究，搞清了构成危险因素的遗传基因的类型。这些遗传基因的研究，或许可从根本上帮助我们弄清患老年性痴呆症的发病机制。

伴随痴呆进展的症状

第1期 （1~3年）	记不住最近遇见的人或去过的地方。另一方面，却清楚地记得往事。性格上处于无精打采、抑郁的状态。能打发日常生活
第2期 （2~10年）	不能理解别人的话。不知道自己所在处所，记不起别人的脸。心神不定，经常来回走动。大多需要看护
第3期 （8~12年）	沉默无语、不动，形成性格崩溃的高度障碍。出现肌肉僵硬、步行障碍和原始的反射。几乎处于长期卧床的状态

多巴胺不足和乙酰胆碱过量分泌

因侵袭那位充满传奇色彩的专业拳击手穆罕默德·阿里而广为人知的帕金森症。一般认为，这也是因脑内物质的变化而产生。

▌是否神经递质平衡失调的原因

帕金森症于1817年由英国医生詹姆斯·帕金森首次报告。此病在中年以后出现症状，手足震颤，动作逐渐缓慢，脸部表情消失，较易形成身体前倾的姿势并容易摔倒。

该病在神经科的疑难杂症中也极为多见，一般认为，每10万人中有50位至60位患者。估计日本也有25万患者。

一般认为，该病的原因是脑内神经递质多巴胺不足或过量分泌乙酰胆碱而发病。

在脑基底核这一部位，乙酰胆碱会使神经兴奋，而多巴胺则会抑制神经兴奋。但是，一旦脑内该部位多巴胺减少，就不能抑制乙酰胆碱产生的神经兴奋。而且这种兴奋若通过丘脑或脊髓传到肌肉，就会出现手脚震颤或动作变得缓慢，这就是帕金森症的症状。

除了帕金森症之外，还会出现与此相似症状的情况。

这都是因为脑挫伤或脑外伤、或服用药物等导致多巴胺不足，而这些都统称为帕金森综合征。

▌补充多巴胺并不容易

自从报告帕金森症以来，研究人员对这种疾病的治疗方法反复进行了研究，但这是一条艰难之路。外行认为，只要补充多巴胺或阻止乙酰胆碱的作用即可解决。

然而事实并非如此简单。

的确，补充多巴胺就可解决所有问题。但由于这种物质不能从血液中穿透保护大脑的壁障，因此无论口服或通过注射输入都毫无效果。

为此，研究人员绞尽了脑汁。多巴胺不能穿透壁障的原因之一，在于它是水溶性物质。因此，要想办法将多巴胺包在脂溶性层中送入大脑内。这带来了一定的效果，但还不至于形成完善的治疗方法。

如前所述的 $L-$ 多巴（左旋多巴）是合成多巴胺的原料物质，又是脂溶性物质，因此可从血液中穿透壁障进入大脑。

进入大脑的 $L-$ 多巴受到神经细胞原本所具有的酶的作用而变成多巴胺，就会减缓帕金森症的症状。

但长期服用此药后效果会下降，必须增加剂量。于是，不良反应增强，因此用 $L-$ 多巴治疗自然而然会产生一种极限。

▌发现了相关的遗传基因

帕金森症的原因不止一个，因此必须分别弄清病因，研究出治疗方法。

研究人员发现了几个容易患上帕金森症的遗传基因，它极有可能是与环境产生协同作用而发病。举例说明环境因素之一的，就是农药。

由于发现了与帕金森症有关的遗传基因，所以就考虑对具有易患此病的遗传基因的人植入正常的遗传基因，以阻止其发病这样的治疗方法。

另外，还正在研究一种遗传基因治疗方法，即通过补充合成酶的遗传基因以弥补缺乏的多巴胺。除了前面所讲述的脑细胞移植之外，这一治疗方法必将在今后10年中取得巨大发展。

帕金森症的症状

运动系统	● 手抖动（震颤） ● 肌肉变硬（萎缩） ● 动作缓慢（迟缓） ● 保持不了姿势 ● 行走不便
神经系统	● 处于抑郁状态 ● 有幻想 ● 轻度痴呆 ● 便秘
自主神经系统	● 咽不下唾液 ● 经常站起时眩晕 ● 产生排尿障碍

对大脑进行手术将会如何？也有不为伦理所容许的治疗方法

以往所做的前脑叶白质切除术是对大脑的重要部位进行手术，导致患者人格崩溃的惨剧，并被称为"违背上帝意志的行为"。

▌切断额叶的纤维联络

如第1章中所介绍，在5个联合皮质中，额叶皮质具大脑最高的中枢功能，也可以说是起到了人之所以成为人的功能。

根据自己的意志做出某种规划，并制定出执行这一规划的计划，反复推敲这一计划，为成功实现此计划而行动，这些都是大脑中枢——额叶皮质的工作。它位于大脑的前半部分，1935年有一位医生对该额叶做了手术，他就是葡萄牙人安东尼奥·埃加斯·莫尼斯。

当时认为，对患精神分裂症且凶暴的患者切断其额叶的纤维联络，即可改善症状，莫尼斯做了这种手术。实际上这就是在太阳穴处开个小孔插入手术刀，切断纤维联络的手术，该手术被称为"前脑叶白质切除术"（额叶切除术）。

▌因前脑叶白质切除术而人格崩溃

莫尼斯所做的手术结果非常成功。

做了前脑叶白质切除术后的患者未对运动或感觉产生影响，且凶暴的性格不见了踪影，每天过着平静的生活。

因此，这种手术迅速在全世界推广。而且前脑叶白质切除术本身也并不怎么难做，这也是手术受到众多医生支持的原因之一。

对因精神分裂症而严重产生幻觉和妄想的患者，因强迫神经症而影响到日常生活的患者或者是因抑郁症而有强烈自杀愿望的患者，全都施行了这种手术,并且取得了巨大成功。因幻觉或妄想而苦恼的情况一扫而光,且强迫症消失的患者也不在少数。

但此后发现,这种前脑叶白质切除术存在重大的缺陷。这就是手术后其症状看似有所好转,但经过10 ~ 15年的跨度进行观察,接受前脑叶白质切除术的患者其人格已明显崩溃。

患者确实是隐藏了凶暴的一面,并未每天过着平静的生活,另一方面,缺乏根据自己意志积极生活的意愿。人为希望而活,或积极地致力于某项事业,这才是正常人的形象。但这些行为从接受前脑叶白质切除术的患者身上消失殆尽。

额叶是大脑的最高中枢,对人之所以成为人的功能进行手术,这是不能容许的行为。因此,现在前脑叶白质切除术因伦理上存在问题而终止施行。

前脑叶白质切除术的历史改革

1935 年	葡萄牙人埃加斯·莫尼斯研究出切除额叶白质的前脑叶白质切除术
1942 年	日本首例前脑叶白质切除术在新潟医大进行
1949 年	莫尼斯因发明前脑叶白质切除术的功绩而获诺贝尔奖。此后,到1952年美国迎来了前脑叶白质切除术的最盛时期
20世纪60年代后半期	由于药物疗法的发展和人权意识的提高,前脑叶白质切除术逐渐退出医学舞台
1975 年	日本精神神经学会正式否定前脑叶白质切除术

计算机和大脑 有何不同

大脑并行处理 机械串行处理

计算机是以人的大脑作为一个目标。至少通过大脑的研究，考虑一种头脑型计算机，而且目前也正在集中精力研制各种硬件和软件，以便有朝一日赶上人的大脑水平。

计算机和大脑关键性不同之处在哪里？

首先，第一个是两者处理方式的不同。计算机的核心部分有CPU（中央处理器），这里相当于信息输入输出和处理运算的头脑。所有信息集中在此，按照规定的顺序运转、处理信息。决定其顺序的称为"程序"，其信息处理方式一般认为是"串行处理"。

与其相反，大脑并不进行如此直接而简单的处理。譬如，对从眼睛进入的物体的形状信息，先由视网膜的视觉细胞将它转换成电信号，然后由丘脑粗略地处理这一信息，再由大脑皮质的视皮质负责处理。但同时大脑又识别物体的颜色和明暗，并且声音进入耳朵，气味闯入鼻子。大脑要同时处理这些信息，始终不停地并行、立体地进行判断。

这称为"并行处理"。计算机还真赶不上大脑的这种并行、立体的功能。头脑型计算机必须擅长信息的并行处理，根据目前情况预测未来（接下来）将会发生什么，并同时具备参照经验自行修改程序的能力。

计算机并不带有目标

另一个决定性差异，就是两者是否带有"目标"。迄今的计算机仅靠自身无法运转，而且计算机本身也不带有目标。而人可操纵计算机，人必须设定目标。对此，人脑会自行处理、判断信息，必要时还会为保护身体发出指令。

如何锻炼大脑才合适

第3章

大脑能激活到何种程度

读书写字、思维、集中注意力……

交流和思维能力都是始自于大脑

生存在竞争社会中，
掌握关键的是大脑

人类没有斗争就无法生存。这并不是指国家之间的战争或暴力性民族纠纷的意思，而是指在社会中营生时的斗争。

在应试或商务活动等竞争激烈的现代社会中，需要更强的斗志，即便你想过平静的生活，也可能会与街坊邻居发生纠纷。

就本能而言，这也许可以说与动物相同，但这也正是具有高级大脑的人类才有的特征。

通过交谈，才可与他人进行沟通。为了自己的成功而努力学习、奋力拼搏。因为有了思维能力和注意力这一概念，就希望提高这些能力。其结果，获得了辉煌的胜利和满足感。

所有这些，掌握关键的当然是大脑。譬如，与他人交流是在社会中生活下去所不可或缺的行为。这种交流是通过语言来完成的，而掌控语言也是大脑的重要功能。位于大脑左半球的语言皮质，就是掌控语言的功能。而且这部位还关系到文字的书写。

进一步锻炼大脑，
能使之更趋活跃

另外，倾听他人说话、作出判断的也是大脑，跃跃欲试时也是脑内物质在发挥着作用。

思维能力在竞争社会中也是一种重要的素质，那么，出类拔萃的思维最初来自何方呢?

形成思维基础的是以往的知识和经验,是记住了这些知识和经验。如果能记住丰富的知识,这就成为丰富思维能力的原动力。而且这些记忆全部由大脑承担。

也就是说,如果始终使大脑活动处于活跃状态,就能增强记忆力,而且记忆力还能成为新的思维的基础。绝不可能原来大脑中毫无任何材料,却在某一天突然闪现出类拔萃的思维。

使大脑更趋活跃的关键是"输入"

大脑进行处理、整理,形成数据库

知 识

经 验

外界的信息

与他人交谈

闪耀出新思路!

平时我们往往忘记了自己大脑的存在。也有不少人虽知道大脑重要,但在日常生活中总说没有足够的时间让大脑思考问题。一个劲地吃喝、工作、动不动就生气忧愁,疲劳了就睡。希望人们了解,这样并不能发挥出大脑的潜力。

为了锻炼大脑,首先了解大脑的功能很重要。这也可以说是迈向辉煌胜利和心灵满足的第一步。也许您的大脑正在等待您的进一步磨炼并使之更趋活跃。

构成会话、交流的大脑功能

人为什么会说话、能够理解所写文字的含义？这只有人类才能做到。其秘密隐藏在大脑的语言皮质中。

▌会话能力与"布罗卡区"

如前所述，即便在5个联合皮质中，额叶皮质也可算是最高级的中枢，负责高级精神领域。该联合皮质是越高级的动物越发达，人类占到了大脑皮质的30%。

而在颞叶和额叶中，除操控语言之外，还有极为重要的"布罗卡区"和"韦尼克区"。

1861年，法国外科医生、人类学家P. P. 布罗卡遇见一位虽能发声或动嘴、但却说不出话的失语症患者。当患者去世后检查其大脑发现，左半球的特定区域存在障碍。该特定区域就在左半球的额叶部。

之后，其他研究人员尝试对正常人的大脑相同区域加以电刺激。其结果产生了原来正在进行正常交谈，却在电刺激后交谈中断或者发音错乱的情况。

从这些事实即可断定，该区域与交谈和听力相关。

从此以后，大脑皮质的该区域被称为"布罗卡区"。

▌理解语言含义的"韦尼克区"

接着在1874年，德国神经学家C.韦尼克遇到这样一位患者：虽很会说，但其话中错误百出，对听者而言，不知道他在说些什么。

这位患者说起话来确实如正常人，但很难与对方沟通。

但是，这位患者除了沟通之外完全是正常的，能充分判断周围的情况,与别人交往也与常人没什么区别,待人接物的态度也未见异常,只是说话的内容听者不能理解。

患者死后,韦尼克与布罗卡一样检查了死者的大脑,结果就发现左半球的颞叶皮质的一部分有障碍。

因此,断定该部分就是理解交谈中的语言或书面语言含义的区域。

反过来说,如果左半球颞叶皮质的一部分有障碍,则虽会说话,但所说的内容支离破碎,听者完全不能理解。

自从明确这一事实后,该左半球颞叶皮质的一部分就被称为"韦尼克区"。

由此解释清楚了说听和理解语言含义的两个区域。

布罗卡区和韦尼克区

运动皮质

体感皮质

听觉皮质

布罗卡区
控制说
话或书写的部位

韦尼克区
理解说话语言和
书写语言的部位

习惯使用汉字和假名的日本人的大脑有否特殊功能

日本人能运用自如地使用汉字和假名。从大脑功能方面来看，其中确实隐藏着极深的含义。

▌控制读书、写字的"角回"

如上一节所述，人能进行说话、写字多亏有了额叶皮质的一个区域——布罗卡区，且理解语言含义的是左半球颞叶皮质的一部分——韦尼克区的作用。如果这些区域发生障碍，则听、说和理解意思就会出现障碍。

其中，也有人即使能听、说，却完全不能读、写。

因此，检查有这种症状的欧洲人的大脑后发现，某部分有明显的异常。

这部分就是与大脑左半球的枕叶、颞叶和顶叶相邻的，称为"角回"的部位。若此处产生异常，即便能像正常人一样听或说，却不能读、写。

▌用假名和汉字，大脑活动的部分不同

但仔细想来，欧洲人是使用表音文字的字母。

与其相比，日本人同样是使用表音文字的假名，而且又必须使用表示语言含义的表意文字。此时，日本人的大脑回路又将会怎样呢？

根据最新的研究表明，日本人使用假名文字时，与欧洲人一样是与左半球的角回有关。由于字母和假名都是表音文字，所以其道理也就可以说是理所当然的。

另一方面，作为表意文字的汉字时，同样是左半球，但却与颞叶皮

质关系密切。

关于颞叶皮质，在第1章中已作了介绍，这是认知从视觉信息中得到的形状、人的脸庞或图形等的区域。该区域对认知形状起到了重要的作用，如果认为汉字不是用音而是用形来表现的，这句话也就能理解了。

因此，日本人特有的大脑系统已逐渐明晰。

即日本人进行读写时，对于假名是由左半球的角回负责，而对于汉字是同为左半球的颞叶皮质负责。

按文字的种类不同而大脑的功能有所差异

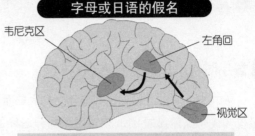

字母或日语的假名

视觉区→左角回→韦尼克区

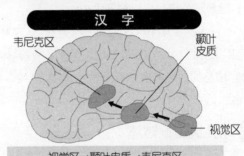

汉 字

视觉区→颞叶皮质→韦尼克区

日本人使用上面的两个回路！

这样说来，不擅长汉字的人颞叶皮质发生了故障？不，不能简单地这么说。因为擅长不擅长汉字是记忆的问题，如果颞叶皮质有障碍，就很有可能理解不了汉字了。

让5～10岁儿童的稚嫩大脑学习外语或音乐有益处吗

在童年时代的大脑中接连不断地发生重大事件。幼儿教育的是是非非,一直是个争论的话题,但从大脑来看,结论很明确。

▌童年时代产生的突触大量死亡

人在婴儿时的大脑相比其他动物的大脑而言要大得多。其体重虽仅为成年黑猩猩的1/10,但脑重量同样达到了400克。仅过1年左右,就可达到2倍,为800克,到第4年可增加到1 200克。在6岁至7岁时,已经可长到与成人相同大小。

巨大的变化不仅仅是脑的质和量,在大脑内部也发生了剧烈的变化。正如第1章所述,从5岁至10岁之间,突触会大量死亡。若没有突触,信息的传递就会彻底中断。正因为如此,在童年时代脑内突触就死亡,这可非同小可。

▌幼儿大脑遭破坏

为什么这一时期突触会大量死亡呢? 其原因目前还不清楚。但童年时代恰是正常大脑旺盛的生长发育期,即杀死不需要的突触而生长出需要的突触,大脑形成了绝妙的平衡,也经历了一个戏剧性的过程——使未成熟的大脑完全成熟。

这一事实说明了幼儿体验的重要性。在甄别不需要和需要的突触、大脑形成绝妙的平衡时,体验作为一种原始印象被印刻在大脑中。即在大脑稚嫩期的体验会给大脑刻上强烈的印象,而且这一印象会对今后的记忆或智力产生巨大的影响。

譬如,如果幼儿时期学习外语,那会铭刻在不断变化的稚嫩大脑内。但是,如果今后移居到使用其他语言的国家,那已掌握却用不到的"外语"将从幼儿的大脑中被一笔勾销。所谓稚嫩性,是表现在记入和消除两个方面(但往往该语言所特有的发音或识别能力长大后仍会记住)。音乐也是如此,如果在大脑稚嫩期间学习的话,则其音乐才能将会长进。对特殊的乐感,看来幼儿期教育确实有效。但对孩子来说,只有本身具有音乐才能,其教育才能显现效果。否则的话,反而还会阻碍孩子正常的精神发育。幼儿的大脑是要集中精力学习今后作为人在社会生活中所需的技能。由于接受了"幼儿教育"这一原先并未设定的插入课程,则掌握理解对方感受的能力或将自己的感受传达给对方的技能的过程将遭破坏。在接受过幼儿教育的孩子们迎来青春期后,我们更应该注意因孩子闭门不出或产生抑郁而烦恼的现实问题。

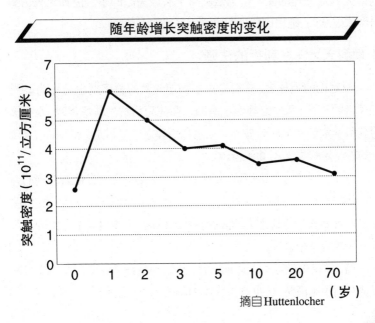

随年龄增长突触密度的变化

纵轴:突触密度(10^{11}/立方厘米)

横轴:0　1　2　3　5　10　20　70　(岁)

摘自Huttenlocher

检查爱因斯坦的大脑后了解到的是什么

所谓"天才"的大脑构造真的与凡人不同吗？这疑问对许多脑科学家来说是一个长期的研究课题。

▮ 探视一下天才大脑的内部

在第1章中已作了介绍，历史上伟人的脑重量为：俄罗斯文豪屠格涅夫为2 012克；人称德国"铁血宰相"的俾斯麦为1 807克。这远比成人的平均值1 200～1 500克重得多，但正如之前已经说明，脑重量与意识能力高低不成正比。

那么，伟人和凡人究竟是哪里有不同呢？被称为天才的人的大脑内部究竟是怎样的呢？这也是脑科学家最关心的事。能如此吸引脑科学家注意的，是理论物理学家爱因斯坦的大脑。

▮ 理科天才＝左利手的法则

相对论的倡导者、获得诺贝尔物理学奖的爱因斯坦被称为20世纪顶级的头脑，天才之称名至所归。在他死后解剖其遗体时，全世界的脑科学家们都关注着他的大脑也在情理之中。但是，解剖的结果却令脑科学家们愕然不知所措。

这是因为在爱因斯坦的大脑中并未发现与凡人有什么特别的差异。他的大脑比一般老人稍大，且老人特有的萎缩程度也较轻，但除此之外就是一个普通老人的大脑。从此以后，天才与大脑之间的关系就一直成为一个谜团。

然而，仅仅就理科天才而言，一般认为左利手较多。爱因斯坦是否是左利手不清楚，但也有人认为"理科天才＝左利手"。

通常来说,惯用右手的人98%以上语言功能在左半球大脑。另一方面,70%左利手人的语言功能在左半球大脑,15%的人在右半球大脑,其余的15%在左右半球都具有语言功能。

不知道左利手的语言功能为什么会如此。由于左利手在右半球也具有语言功能,也许是便于用语言等具体的方法表现直感或抽象思维。如前所述,抽象思维、直感原本存在于右脑。

即惯用右手的人语言功能集中在左半球,而左利手左半球和右半球的分化未取得进展,由此提高了理科的能力。但这种想法并没有明确的科学依据,说到底是一种推测。

如此看来,对天才和大脑的关系毫不了解也是实情。有一种学说认为天才是遗传的,也有人说是环境因素将天才送到了这个世上。也许只有天才能了解天才。

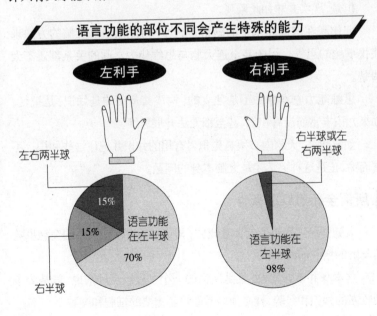

语言功能的部位不同会产生特殊的能力

左利手

右利手

左右两半球

语言功能在左半球 70%

15%

15%

右半球

右半球或左右两半球

语言功能在左半球 98%

锻炼大脑就能掌握惊人的思维能力吗

人类用大脑进行思维。要说思维能力为什么也是靠大脑，那仅仅依靠大脑是产生不了卓越的思维。必须注入知识、记忆和经验。

思维能力的基础是知识和记忆

人类的确是用大脑思考问题的。不错，即便是在构思某件事时也是用大脑思维的。如果大脑不灵活，则思维也将变得迂腐。至少在思维停滞不前时，会有如此感觉。

真要是如此，也许有人会这样想：应该能够依靠大脑科学使思维能力有一个飞跃提高。

但是，现实并非如此乐观。

即使现在有最高水平的脑科学，也不可能用锻炼大脑的方法来获得卓越的思维。因为甚至连大脑与思维能力之间的关系都还不太清楚。

思维能力它本身并不是独立的，构成其基础的是知识、是记忆。如果知识丰富而没有积累，甚至都无法开展思维。

如此想来，大脑内必须是先积累有用的知识并记住这些知识。不言而喻，正是这种记忆才是大脑本身的问题。

所谓全新思维的条件

大脑神经细胞每天会大量死亡，与记忆具有密切关系的突触也随着年龄的增长而减少。

这本身并不异常，并且是所需的一个过程。反过来说，就是为了吸收新的知识和经验，就必须经常删除不需要的细胞和突触。

因为如果不这样，就没有装入新知识和记忆的余地了。而且新知识和记忆会被铭刻在神经细胞上，当它不断被更新时，就具备了诞生全新思维的条件。

▌平时的"输入"是关键

思维能力所需的不仅仅是知识和记忆。

人总是与他人接触、交谈，吸收未知的知识并不断积累经验。在这一过程中，就需要选择哪些信息是有效的。这就是向大脑神经细胞进行输入的问题，也是输入后选择的问题。

因此，遴选出的事项与原先的知识和记忆进行对照，构成一种逻辑思维，大脑内就会产生新的思维。经验同知识和记忆相结合，就会引导出迄今所没有的思维。

世上不存在提高思维能力的终极奥秘。只有不断加深经验、知识和记忆间的相互关系。

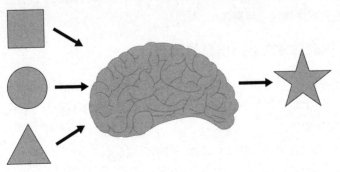

思维首先来自"输入"

零产生不了任何东西。首先要将信息输入大脑，
从而产生新的思维。

如果能迅速链接至所需的信息，则考试就会考得好

在提高注意力的过程中，目标和欲望也密切相关。假如是为了得到回报，则人必死无疑。这时大脑又会如何？

▌应考生的学习与猴子相同吗

在复习迎考时，数学要记住公式和定理，英语则要向大脑灌输语法。到时要分析面对的问题，链接到记在大脑内的公式和定理，判断其中哪些是需要的，再开始解题。

考生会不断反复这些行为，在反复中排除不需要的知识。否则，链接到有效的记忆就需花费很多时间，且不能迅速解题。考生就是这样反复训练来提高注意力。

但是，为什么他们能提高注意力呢？

答案很简单。因为他们当前有考试这一目标，并期待着如果考试成功，人生就会变得充满希望这一回报。恕我直言，这与猴子世界并没什么区别。

给猴子出一个题目让它集中注意力时，研究人员就要给它食物以示奖赏。猴子为了食物就必须搞清面对的问题，因此猴子就会提高注意力，拼命地投入到解题中。

▌提高注意力就是信息的筛选

人也与猴子相似，目标和回报会进一步提高注意力。但对人不能仅仅给予水和物质。人既有精神目标，也有非物质的回报，恋爱等情况就是如此。

那注意力与大脑又是怎样一种关系呢？

　　这就类似于上一节所介绍的思维能力与大脑的关系。思维能力的场合，是删除过时的不需要的知识和记忆，腾出存储新知识和记忆的容器，并再加上经验，同时引导出迄今所没有的思维。这时最重要的是删除过时的不需要的知识和记忆，以便陈旧的神经细胞和突触死亡后被删除。

　　注意力的场合，也是从暂时忽略不需要的知识和记忆开始的。

　　大量的信息会通过各种回路集中到人的大脑皮质上。尽管输入的信息会达到惊人的数量，而且大脑内部也会将这些信息整理得有条不紊，但如果不需要的信息仍不断汇聚，则大脑就不知道哪些信息是需要的，哪些是不需要的。

　　如果是这样，那当然注意力也就大打折扣了。

　　要避免这种情况，就需要进行信息的筛选，使注意力集中到重要信息上。这通过日常的训练，大脑对信息的处理就会自然而然变得迅速，并能发挥出优势。注意力就是从目标和回报以及删除信息开始的。

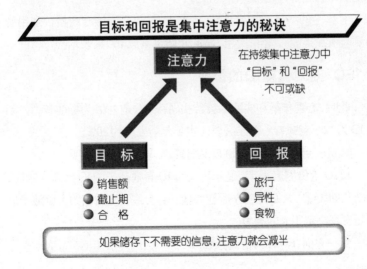

目标和回报是集中注意力的秘诀

注意力

在持续集中注意力中
"目标"和"回报"
不可或缺

目　标
● 销售额
● 截止期
● 合　格

回　报
● 旅行
● 异性
● 食物

如果储存下不需要的信息，注意力就会减半

测验智力高低的手段——IQ、EQ究竟为何物

IQ问世已久。IQ的高低真能证明智力的优异程度吗？而且近年来出现的EQ又是什么呢？

▌"IQ"所表示的是记忆、推理和判断

1905年，法国心理学家比奈和西蒙为诊断儿童精神发育的迟缓进行了智力测验。这是世界上最早的智力测验，人称"比奈-西蒙智力测验"。

此后，比奈-西蒙智力测验在世界各国进行了各种各样的修订，其代表就是"斯坦福-比奈智力测验"。

这些智力测验是科学、客观地测定人的智力，一般要求简单的记忆、推理和判断等。这些题目是按年龄设定，从易到难逐渐展开，以能够正确回答到哪一题来判断其智力。

其测验的结果叫智商指数，一般称为"IQ"。该智商指数是用智力测验所测得的心理年龄除以实际年龄再乘以100来表示。

▌"EQ"是对偏重IQ的警钟

此时，心理年龄和实际年龄若相同，则IQ是100，为标准智力。如果IQ为120，意味着心理年龄要比实际年龄发达约20%。

从这一点可断定为IQ高就是智能高，即所谓的"聪明"。

该IQ遗传因素很大，显示出父母IQ高则孩子的IQ也高的倾向。但幼儿期IQ高，未必说明今后智力就一直会高。这是因为大脑随着成长而发育决定了人的智力。

另一方面，EQ称为情商指数。

　　这是美国心理学家P·塞拉维和J·D·梅耶首创、并由《纽约时报》科学记者丹尼尔·戈尔曼在其所著的《情感智能》一书中介绍并命名的。这EQ是加入了同情心及其他情感的智力的意思。

　　实际上，在这EQ中包含了对信奉IQ的批评。IQ是表示智商的高低，而社会上偏重IQ的风潮日盛。与此相反，EQ是将了解自我、当机立断、不忘关怀周围的人并与之和谐相处实行指数化。因此EQ是重视人的生活态度，对现代社会偏重IQ敲响了警钟。

　　IQ至多也就是表示大脑内知识的结构，EQ是考虑到大脑的情感结构后探讨人的经验和人的生活态度，这才是决定性的差异。当然，IQ是越高越好……

IQ和EQ就是这点不同！

IQ（智商指数）

● 表示智力的高低

● 根据测验计算出的心理年龄除以实际年龄再乘100算出

● IQ为150以上可称为天才

EQ（情商指数）

● 计算出同情心等的情感智能

● 产生自对人性不加判断的IQ的批评

可计算到数百手之后的专业棋手是依据右脑的映象下棋

社会上有分为文科的人和理科的人。各位读者或许也会将自己归到其中的一类吧。果真那会有大脑之差吗？

■ 文科、理科能用右、左脑分开吗

正如第1章中所述，大脑有左脑和右脑，各自承担着不同的作用。

左脑一般称为语言脑，负责语言功能及辨别声、音的工作。左脑还擅长于数字和符号，发挥着读、写和计算的专长。负责这类逻辑思维的就是左脑。

相反，右脑负责识别空间的功能，总体把握视觉信息。特别是负责感性世界如音乐等艺术领域。

那么，是否能用左脑、右脑来区分文科和理科呢？就结论而言，那似乎很难。这也是因为接近文科的语言功能确实位于左脑，但另一方面进行计算的功能也在左脑，这显然又被认为是理科。那么右脑负责音乐等感性世界是不是说就是文科了，当然也不能以此断定。

■ 高手是在右脑成像后进行思考

人的大脑真的不存在"文科大脑"和"理科大脑"的区别吗？

人在进行计算时，确实是用左脑。但是，研究结果表明，实际上计算"高手"们总觉得是在用右脑。高手们在进行心算时，似乎他们右脑中呈现出一个算盘，在大脑中与算盘对话并进行计算。

被称为天才的专业棋手也是如此。就拿一流棋手来说，他们仅按常理考虑手数，可以算到数百手之后，是一个极致的逻辑世界。很明显这是理科世界，可以认为是左脑世界。然而现实中棋手对弈时，他们是充分调动了整个右脑，因为他们的确是在计算好手数后才下象棋，而大脑中却是使用右脑映出了棋盘。

天才物理学家爱因斯坦也是如此。我们往往会认为因为他是物理学家，所以当然是用左脑进行思考和计算。但实际上他是让学术上的问题形成一种图形，通过其映象进行思考。

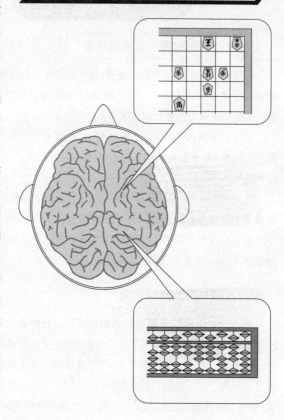

高手们的大脑擅长于虚拟的映象

人的大脑并不是很分明地分成左脑和右脑，左、右脑几乎是同时发挥作用。这样一想，也就明白人的大脑本身并不存在文科或理科。

右脑或左脑是根据人的需求进行活动的。

感性的右脑和逻辑的左脑该如何协调发挥功能，这不管是文科还是理科，都是成功所必须的。

如果5-羟色胺减少就很危险

通过血液即可知道"自杀风险度"

随着经济不景气状况日益加深,报刊社会版上自杀事件的报道也会增多。受累于经营困难和企业重组,职工或经营者会想不开而自杀,但奇怪的是自杀者男性要比女性多得多。那是为什么?

其原因应该在于男女的大脑差别上,但其真相究竟是什么目前还不清楚。然而,对于怎样一种人自杀风险较高的问题,近年来理解上有了很大进展。

首先,第一个危险因素是神经递质——5-羟色胺的减少。自杀未遂者或抱有自杀愿望的人肯定会呈现5-羟色胺下降的情况。血液中的血小板带有5-羟色胺的受体,根据其量的多少可推算出5-羟色胺的量。也就是说,检查一下血液就可预测您的自杀风险度。

用胆固醇来对抗精神压力

另一个自杀风险因素是胆固醇的水平。自杀者的胆固醇值极低。社会上有一种倾向把胆固醇高视为一种罪恶,然而反倒是胆固醇过低却是一种危险。血液中胆固醇上升,可以说是为了战胜精神压力所需的身体自然反应。在精神压力较大的职位上的人,其胆固醇值具有较高的倾向,这就是所谓的"必然之恶"。一般认为,服用降胆固醇药的人,其患癌的风险反而会增高2 ~ 3倍。看来还是在餐饮上设法适当降低胆固醇最好了。

然而,5-羟色胺是在身体中以色氨酸这一氨基酸为原料而产生。由于不能人为合成色氨酸,因此只能通过饮食才能获取。一般来说植物中很少,故摄取动物蛋白质就显得很重要。

要说胆固醇低而色氨酸多的动物蛋白质,恐怕非鱼莫属了。

第4章

大脑是驱动身体的司令官

这一令人惊叹的系统
所谓掌控所有运动的大脑

如果没有大脑的正确指令，
也就不能捕捉眼前的东西

连交谈中脸部的表情
都要通过大脑的指令肌肉才会活动

大脑相关联的不仅是人的智力部分,身体也要靠大脑才能活动。

说起驱动身体,感觉上总认为是肌肉在动。当然,也可以认为肌肉是"主角",但是,向该肌肉发出力量的强弱和角度等绝妙活动指令的,全都是大脑。

即使是转动身体,也是形态各异。

既有转动肩膀和脚,也有用手指或手掌抓、放物品。

既有体育运动中生动地转动身体,也可将交谈时脸部表情因肌肉活动而称为身体活动的一部分。事实上身体是以各种形式进行活动的。

身体活动时,向肌肉发出指令的是神经细胞,该神经细胞是大脑的一个重要部分。

大脑中称为运动皮质的这部分与运动关系密切。

若从科学上来说,是以该运动皮质的一部分——运动前区皮质为中心,由各类感觉区获取远离自己处的信息,并据此下达命令。

另一方面,触摸、叩击时,运动皮质其他部分较活跃,并通过大脑在此制编程序,将此程序编入所需要的部分,再向终端下达命令。

大脑是身体的司令官,
还肩负着从危险中保护身体的作用

人是通过大脑驱动身体。大脑是所有肌肉的司令官,大脑内构筑起

了一个精密的
系统,各个部分
准确无误地处
理着自己的工
作,这简直可以
比喻为纪律严
明的军队。

反过来说,
大脑的运动皮
质哪怕发生细
微的功能障碍
时,身体的活动
就会变得不灵
活。严重时还
会形成各种疾
病表现出来。

而且还不
仅仅是积极地
活动身体。

有时身体

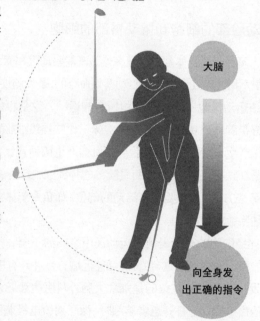

控制所有运动的大脑

眼、颌、臂、手指、肩膀、
腰、大腿、膝、踝……
所有活动的"司令官"是大脑

大脑

向全身发
出正确的指令

的瞬间活动还会解救自己的生命危机,其中脊髓的贡献也很大。如果考
虑人的进化过程,这些都非常重要。

这样一想,人的大脑与身体始终形成一体,容不得丝毫的偏差。正因
为大脑不断地发出正确无误的命令且身体各部位忠实地执行这些命令,
所以我们才能够保护自己的身体。

直到大脑向身体发出命令才会"过"那座人行天桥

毋庸置疑，按照自己的意志驱动身体是大脑的功能。这称为随意运动，是神经细胞发出了该指令。

▎驱动脸部的细胞和驱动臀部的细胞

人可活动的身体部位涉及多处。既能驱动眼和嘴、头和肩，又能驱动每根手指。而且发出怎样驱动某处命令的，是大脑皮质的运动区。

该运动区也不是统一承担所有的运动。它是根据不同的活动巧妙地分担着部分功能，并且承担实际工作的神经细胞数也不同。譬如说话或产生表情时，必须使脸部的肌肉产生微妙且敏捷的动作。正因为需要细腻而正确的活动，负责脸部的神经细胞数量就较多。

另一方面，不需要复杂活动的部位，如负责躯体或臀部等部位的神经细胞数就较少。

神经细胞的多少表现为运动区中空间的不同。只要看一下运动区域的截面图就可知道，各自的功能区域分得井然有序。

发现皮质功能定位的是加拿大脑外科医生潘菲尔德。潘菲尔德在为治疗癫痫疾患打开患者脑颅时，做了用微电极刺激大脑皮质各部后会发生什么情况的试验。而且发现，若给穿过大脑侧面正中附近的深沟——中央沟的前侧通上电流，身体多个部位就会微微颤动。根据大脑所受刺激的部位不同，身体颤动的部位各不相同。反映出身体各部和与此相应神经细胞位置的，称为"潘菲尔德小矮人"。

▎发出运动命令的2个区域

运动区对人的运动有着密切关联，但再仔细看一下，第1章中所述的运动皮质的2个区域巧妙地控制着运动。

第1个区域是位于运动区前面的运动前区皮质。比如要过前面10米处的人行天桥时,运动前区皮质先要获取人行天桥的视觉信息——离桥有多少距离、高度多少、有几个台阶等信息,编制运动的顺序,然后再按此顺序向运动区发出命令:"开始行动"。

第2个区域是位于比运动前区皮质更深处的补充运动皮质。它与靠近身旁处的运动有关。

因此,以大脑皮质的运动区为主的多个大脑区域涉及人的所有的运动,使得人的身体能顺利转动。

但是,人们对大脑和运动的体系还有许多不明之处,期待着进一步的探索。

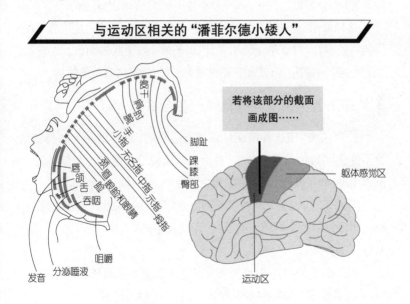

与运动区相关的"潘菲尔德小矮人"

若将该部分的截面画成图……

躯体感觉区

运动区

体育运动中常说的"用身体领会"是何意

掌控运动的大脑系统是一个有规律且精密的系统。手脚按大脑指令活动。那么,可能"用身体领会"吗?

▌犹如军队似的"运动"结构

运动区、其中的运动皮质起到了与运动有关的中心功能。这在前面已作了介绍。

该运动皮质以感觉信息为基础编制运动程序,在此基础上给运动区发出命令。接到命令的运动区将运动所需的肌肉活动(信息)传递给脊髓的运动神经,这样,末梢神经才开始行动,肌肉开始活动。

这样看来,运动皮质恰如指挥运动的司令官,运动区是效忠于司令官的将校军官,脊髓是下级军官,肌肉是第一线士兵的角色。这使人联想起纪律严明的组织,犹如容不得丝毫反叛、精密仪器似的结构。

▌动作上若不出现问题就是一名合格者

一般认为,使这种精密仪器顺利运转的,是小脑和大脑基底核。当不能忠实执行运动的命令、在命令与实际动作之间产生偏差时,小脑就出动,修正其微小的偏差,使之恢复到忠实执行命令的动作。

与此同时,大脑基底核关系到决定应执行哪些动作或制止哪个动作。即根据命令协调所需的肌肉,切实开始运动,并控制运动区,以免与命令不符。

也就是说,奔跑、抛投等所有这些动作就是正确传达命令并付诸行动,而且这些行动始终受到控制。这才叫做精密仪器。

那么,有时所说的"用身体领会"究竟是怎么回事呢?许多运动员都曾被教练说过："别用脑袋想，要用身体领会"。如果根据教练所说，用头脑考虑后手脚再作出反应的，就变成半合格者了。

但是，就大脑世界的观点而言，无论是什么事，都不可能"用身体领会"。因为所有的运动都是由大脑发出指令，手脚只不过是对此作出忠实反应而已。就科学性而言，手脚不可能随意活动。然而不断会发生这种情况：手脚通过大脑的作用进行活动，大脑再学习这种动作。就此意义而言，大脑本身也受手脚活动支配。

尽管如此，教练还会说"用身体领会"。这就是要求你加快从大脑指令到末梢的运动，进而熟练到能够作出反射性行为。当这达到分毫不差时，运动员就会感觉到"身体已经记住了"。

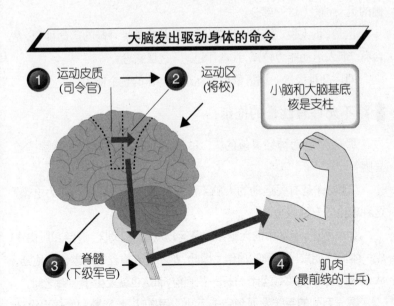

大脑发出驱动身体的命令

1 运动皮质
(司令官)

2 运动区
(将校)

小脑和大脑基底核是支柱

3 脊髓
(下级军官)

4 肌肉
(最前线的士兵)

"运动神经灵敏"究竟指的是什么

世上有运动神经灵敏的人和不灵敏的人。这原因在哪里呢？大脑功能又有哪些差别呢？

■ "运动神经灵敏"的含义

如上节所述，人在运动时，运动皮质编制程序后向运动区发出命令，运动区将肌肉的动作传递给脊髓的运动神经，末梢神经由此开始活动，肌肉才开始动作。

在此过程中，运动神经出场的是"运动区将肌肉的活动传递给脊髓的运动神经"这一部分。

但是，世人说"运动神经灵敏"时，并非单指脊髓的运动神经，是含有"那人运动能力较强，且动作迅速"这层意思。

即运动神经这一词语象征着运动和动作的整个能力。

■ 绝不允许有丝毫的拖延

那么，"运动神经灵敏的人"和"运动神经迟钝的人"有哪些差异呢？

"这或许是有关运动的大脑系统反应性以及大脑学习能力之差"这种理论较有说服力。

如前所述，运动中的大脑系统是运动皮质、运动区、脊髓和肌肉连成一体后才能做出正确的动作。因此，绝不允许有丝毫的差错和拖延。从大脑到肌肉，都必须朝着目标一往直前，而这也就发生于一瞬之间。

这一系列的系统发展到完美无缺的程度时，就能顺利发挥出运动能力，提高运动效果。进而在大脑学习这些动作、展开更有效的运动时,运动会进一步增强机动性和敏捷性。

此时,他就会被认为是运动神经灵敏。

相反,也有一系列系统不能顺利运转的情况。如果这样的话,系统的效率就会降低。

▌大多是由遗传决定的

而且,使这一系统顺利运转的是小脑和大脑基底核。小脑修正运动命令和实际动作之间的偏差,大脑基底核决定应驱动何处,以此来控制运动。但如果这种修正和控制不能顺利进行,则末梢的肌肉动作就会变得迟钝。

若这些不佳条件碰到一起,运动神经的效率就变差,显现不出敏捷的动作。这种状态一般称为神经运动迟钝。

这样想来,运动神经灵敏也好迟钝也罢,都是大脑内部的系统问题。其大多数原因都可认为是遗传产生的,但也并不是不能通过努力有效提高低效的系统。

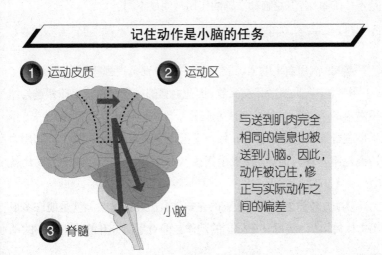

记住动作是小脑的任务

1 运动皮质　　**2** 运动区

与送到肌肉完全相同的信息也被送到小脑。因此,动作被记住,修正与实际动作之间的偏差

小脑

3 脊髓

79

左脑是运动之脑, 右脑是姿势之脑

向驱动手脚的末梢神经发出指令的当然是大脑。此外右脑和左脑还分别负责其他的"工作"。

▌即便是运动, 右脑和左脑的分工也不同

正如第1章和第3章中所述, 脑有左脑和右脑, 它们分别具有不同的作用。

让我们再复习一遍, 左脑一般称为语言脑, 负责语言功能及辨别声、音的区域, 在读、写和计算功能上发挥出了长处。负责人的逻辑思维的是左脑。

与此相反, 右脑负责识别空间的功能, 总体把握视觉信息。与左脑进行逻辑思维相比, 右脑则负责感性世界。

那么, 左右大脑又是怎样参与运动功能的呢? 大脑参与运动功能是不争的事实, 但左脑和右脑的作用却明显不同。

▌运动之脑和姿势之脑

譬如, 惯用右手的人, 其左脑和右脑分别负责哪些作用呢?

神经束在大脑中呈交叉状, 因此右臂的神经与左脑直接相连。惯用右手的人对于运动就形成左脑处于优势地位。让我们设想一下用手指进行细微动作的情况。每根手指是分别朝着不同的方向, 其用力情况也不一样。但这样5根手指或10根手指凑在一起做一个动作就会产生不方便。

因此, 被称之为优势大脑的左脑就会出场。这左脑就是使许多根手指保持协调、实现某一规定的动作。即对看似分开的多根手指的动

作进行微调,使之按照人的意志实现动作。

与此相反,右脑并不参与细微的动作。但右脑却要保持整体的姿势、保持稳定的重心。即具体的细微动作委托左脑管理,而右脑则负责整个身体的移动和定方位。

左脑是根据人的意志而工作,但右脑则与意志的关系并不那么深,倒是支持着要进行细微动作的左脑。总之,左脑是发出指令进行实际运动的"运动之脑",而右脑可称为支撑动作的"姿势之脑"。

然而,惯用右手的情况下,右手和左手做了相同的运动量吗?

一般来说,在并不重要的动作中惯用的手和不常用的手其运动量都相同。但在根据自己的意志做高级动作时,右手必须做细微的动作,而左手并不起什么作用。常用的手负担就是如此之重,其神经细胞也就得不到休息。

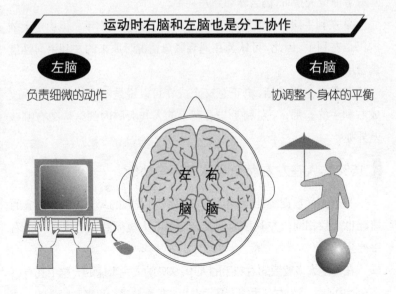

运动时右脑和左脑也是分工协作

左脑

负责细微的动作

右脑

协调整个身体的平衡

左 右
脑 脑

左利手占成人的5%，所谓其大脑的特征

有这样的研究结果——父母纠正了其左利手、在日常生活中改用右手的人，实际上大脑中仍然是左利手习惯。

▌紧急情况时仍用左手活动

我们周围总有那么一两个人在孩提时代是左利手，而长大成人后却改为用右手了。这大多数都是受到父母提醒、由左利手纠正为惯用右手的情况。因为作为父母来说，认为左利手总有某些不便，而且用左手拿筷子很难看。

但仔细观察这些人，他们日常生活中的确是惯用右手，而面对危险或者惊慌失措时，仍会转回到左利手。

从左利手纠正为惯用右手时，平时暂且是惯用右手。但由于大脑内仍是左利手，因此，可认为在遇到紧急情况时原来的左利手习性就会冒出来。

如果是这样的话，真正意义上或许可以说是不可能从左利手改成右手的。那么，左利手与右利手的人其大脑内部结构又有哪些差异呢？

▌15%的人在左右两个半球有语言功能

根据医学数据统计，日本人右利手约占成人的95%。其他国家的情况也大致相同。左利手只占其余的5%，人类俨然制造出了一个右手社会。

在占绝大多数派的右利手的人中，98%的人左半球的大脑中具有语言功能中心。因为右利手的人是用左半球的大脑进行思考和行动的。

与其相反,左利手的人又是怎样呢?

70%的左利手与右利手一样,左半球中具有语言功能中心,但其比率要远远低于右利手的98%。

剩下的30%的人中,约15%的人右半球具有语言中心,另外约15%的人在左右两个半球中都有语言功能中心。这一点明显与右利手不同。

研究人员一直在探索左利手为什么会如此,但目前还未获得明确的答案。而且左利手两个半球中都具有语言功能的,女性要多于男性,而其原因至今还未搞清。

但可以这样说,即便从左利手改成右利手,语言功能的中心仍然和以前一样。无论它是在左半球或右半球,甚至两半球都有语言功能,其功能的所在似乎没有变。因此,改成右利手的人在紧急情况下就会露出左利手的习性。

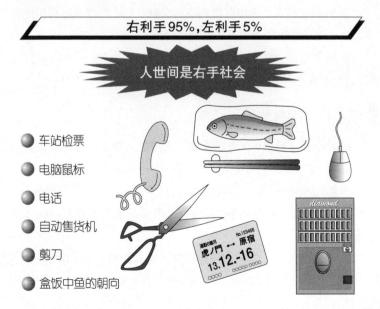

右利手95%,左利手5%

人世间是右手社会

● 车站检票

● 电脑鼠标

● 电话

● 自动售货机

● 剪刀

● 盒饭中鱼的朝向

遗传？还是环境？有关左利手的争论

即便纠正过来，但惯用手的本质不变。那么，其惯用手是遗传产生的呢？还是受到生长环境影响呢？

▌达尔文提倡"遗传论"

惯用手是遗传还是环境因素？

对此问题，有一个人认为是"遗传"，他就是提倡进化论的达尔文。

但是，这不太靠谱。之所以这么说，是因为他本人就是左利手，一个儿子也是左利手，因此他就认为左利手是遗传的。这没有充分的科学依据。

另一方面，许多科学家收集到了有关左利手遗传的各种数据。

他们对父母或兄弟中有左利手和没有左利手的情况进行了比较，并调查了这些家族中出现多少左利手的比率。

其结果显示，相比于家族中没有左利手的为2% ~ 3%的较低比率，家族中有左利手而其出现左利手的比率则猛升到近10%。

▌是遗传？还是环境

此外还有家属中谁是左利手的调查数据。即查验父亲或母亲、兄弟或姐妹中谁是左利手，并据此分析会以多少概率出现左利手。

根据此项调查显示，父亲或母亲为左利手时，要比兄弟或姐妹为左利手时出现更多的左利手。即如果父亲或母亲是左利手，则生左利手的概率更高。

但该数据实际上也不可轻易相信。因为该调查并未明确究竟是因遗传因素形成左利手还是家庭环境而形成左利手。

因此,长期以来对左利手的遗传之争呈现出赞成和否定两种意见。在这争论中给出了一个答案的是卡特·索尔特曼。索尔特曼希望通过养子的研究解决这个问题。

他以近400例的养子为对象,首先调查这些养子的惯用手,其次是调查养父母的惯用手。当然,养子和养父母并没有血缘关系。尽管如此,当养父母和养子都是左利手的概率较高时,就形成惯用手受家庭环境的影响。反之,若其中没有相关联系的话,左利手就可说是遗传的。

研究结果表明,养子并未受到养父母的影响。事实上对养子和生身父母亲进行比较,这之间明显反映出相关联系。

因此,就能判断为左利手很有可能是遗传的。但为什么会遗传,还完全是个谜团。

惯用手既有遗传因素,也有环境因素

双亲是右利手

父亲 右　母亲 右

→ 孩子2.1%是左利手

一方是左利手

父亲 左　母亲 右

→ 孩子17.3%是左利手

双亲是左利手

父亲 左　母亲 左

→ 孩子46%是左利手

根据某项调查得出这样的结果:双亲的惯用手和孩子的惯用手一致的倾向较高,有遗传性。但是,通过模仿而惯用手发生改变的情况也不少

85

在感到"烫!"、"痛!"时,大脑是如何发挥作用的

碰到烫的东西时,人会条件反射地将手缩回。这一瞬间不等大脑命令即作出反应的是脊髓。这颇有意思的结构究竟为何物?

▌40℃时感觉"温暖",25℃时感觉"冰凉"

一般来说,掌握痛感的是称为"游离神经末梢"的部分,譬如用刀刺人时的痛感。

此外,当手指的皮肤等受到强烈压迫时,位于皮肤下的感觉器官遭猛烈弯曲,当感到遭扭曲后,感觉细胞产生兴奋。这种刺激就会变成电信号,痛感信息经脊髓和丘脑传到大脑皮质的躯体感觉区。因此人才会切身感受到疼痛。

这样产生的痛感一般称为痛觉。

此外,当碰到烫的东西时,与痛觉不同的感觉产生作用。那就是位于皮肤和黏膜下的感觉细胞会感觉温暖或冰冷,这称为温觉和冷觉。一般认为,温觉是40℃左右,感觉温暖;冷觉为25℃左右,感觉冰冷。

但是,当温觉和冷觉超过一定范围时,就会变成疼痛。就温觉而言,超过60℃则细胞会遭破坏,达到所谓的痛觉区域。在此意义上来说,假如接触到超过60℃的烫的东西时,就会形成与用刀割皮肤相同的状态。因此,过烫是与刀刺一样的强烈刺激。

▌要等待大脑的命令就会发生危险

如前所述,当游离神经末梢受到强烈刺激时,该刺激变成电信号,痛感信息会经脊髓和丘脑传到大脑皮质的躯体感觉区这一部分,

人才会切身感受到疼痛。

但试想一下感觉疼痛时的情景,当接触到烫的东西或尖刺刺到皮肤时,手一下子就会条件反射地缩回。即在疼痛信号流过大脑之前,就会感到已经开始反应。

那么,实际情况又是如何呢?

要按大脑原来的功能,那就会在大脑皮质的躯体感觉区这部分接收到疼痛刺激,当判断为危险时,就发出命令:立刻将手缩回。

保护身体的脊髓反射

1 皮肤

烫!

2 信号通过脊髓返回。为了保护身体,由脊髓发出指令,产生迅速的反应

3 躯体感觉区

2 脊髓

但现实中是在发出该命令之前手就已缩回了。痛感是通过脊髓传到大脑的,但要等待大脑的命令,则危险性将增大。因此,脊髓在将疼痛信息传到大脑后,不等下达命令就返回到疼痛部位,立即让手缩回。这就称为反射或脊髓反射。

大脑为了从面临的危险中保护人类,各个区域有时往往会擅自采取行动。

发出疼痛信号的奇异的化学物质

感觉疼痛的功能是生存所不可或缺的。正因为如此,感觉疼痛的化学物质存在于身体之中。

▌确有增强"疼痛信息"的物质

如前所述,疼痛机制是皮肤下感觉器官的扭曲构成了产生疼痛的基础。也有一种理论认为,组织受伤时的疼痛是由遭到破坏的细胞中渗出的致痛物质刺激了游离神经末梢而产生。感觉器官所产生的刺激变成电信号,疼痛信息经脊髓和丘脑传到大脑皮质的躯体感觉区,因此人才能切身感受到疼痛。

用刀割手指或尖刺刺手指或者碰伤时,我们的感觉是"手指痛",但并不是手指或手臂感到疼痛,说到底是大脑感到疼痛。

这是因为有与这种疼痛信息密切相关的化学物质,称之为前列腺素。该前列腺素起到了增强疼痛信息的作用。但是仔细想想,疼痛对人而言是不愉快的,人们会认为前列腺素似乎不必非要增强这种不愉快的信息。或许真有非要增强的理由?

▌前列腺素是这样产生的

受伤或烫伤时,显然可以说是危险已逼近身体,而且必须及时处理这危险。

为此,首先必须将异常情况告知大脑。此后,大脑指示身体作出适当处理并摆脱危机。这时,起到最初警报作用的是钾离子、5-羟色胺和乙酰胆碱等致痛物质。这些物质就是通过感觉器官向大脑发出危险的警戒警报。这警戒警报当然是大比小要好而且更有效。因此,所需要的就是提高警戒警报音量的物质——前列腺素。

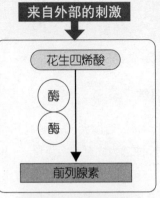

类风湿病药物会抑制前列腺素的生成

来自外部的刺激

花生四烯酸

酶

酶

前列腺素

以疼痛（刺激）为契机,由于酶的作用,细胞膜内的花生四烯酸变成前列腺素

该前列腺素始终担负着救急的作用。之所以这么说,是因为既不知道身体的哪部分会发生危机状态,又必须在某一部位发生危机后予以迅速处置。

因此,就要让前列腺素这种物质在身体的任何一个部位都能产生。

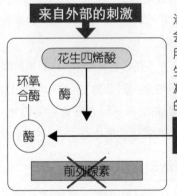

来自外部的刺激

花生四烯酸

环氧合酶

酶

酶

前列腺素

治疗类风湿病的药物会抑制环氧合酶的作用,防止前列腺素的生成。因此可使疼痛减轻,但无治疗疾病的效果

治疗类风湿病的药物
（非甾体抗消炎药）

顺便提一下,它的材料是细胞膜,在全身各处都存在细胞膜。

酶会使细胞膜中析出花生四烯酸这一脂肪,某些酶再会与之产生作用,不久就生产出前列腺素。一旦发生危机,它就会立刻开始生产。前列腺素孜孜不倦地防备着危机的发生。

如果反复输入成功的场景就能消除不安

在体育界中备受瞩目的想象训练，是在大脑内形成一个成功的条件反射。这对学习和商务活动也很有效。

▌忠告不如想象训练

人要作出某种行动时，若做到气定神闲，则能充分发挥注意力。当紧张或惊慌失措时，注意力立刻就会下降，往往连原来运动能力的1/10都发挥不出。

这时，即使用语言来鼓励已经很紧张的人，其效果也有限。这种情况下，倒不如让他更加紧张、加大其压力。这是我们的切身感受，而专业选手也绝不例外。

这时，最有效的并不是语言，而是平时的想象训练，即尽可能回放成功的场景。视觉就能够同时获取、意识和浮现出大量的信息。视觉信息要比通过语言听到的听觉信息感觉更为切身。这也可以说是想象训练要比忠告更受人重视的理由吧。

▌对学习和商务活动都很有效

那么，想象训练是如何形成的，又会带来怎样的效果呢？

人谁都会有一两次成功的体验。在身心放松的情况下，尝试回放那次成功的体验。开始时不能相信那印象将一直留存下去，但经多次反复后，就会形成成功体验这种印象的"叠加记忆"。

一旦如此，当肉眼看到类似于成功体验的场景时，身心就会产生反应，注意力提高。与此同时，迄今的不安情绪就会消失，浮现在大脑内的只有成功体验，能够朝着目标不断迈进。这就是想象训练的原理。

想象训练单靠一两次印象的叠加记忆发挥不出效果。只有在身心放松的状态下反复不断地练习，才能取得效果。

这种想象训练的有效性不仅是对运动，在复习迎考或商务活动中都可发挥出效果。在希望达到某个目的时，它会消除不安、给自己带来自信。

相反，若在身心都紧张的状态下进行想象训练又会如何呢？那样会让人想起紧张产生的负面体验，并形成一种包袱，最终只会带来负面效果，使自己陷于一种不安的状态——自己是否还会失败。

想象训练的种类

想象训练大致可分为两种。
为便于理解试以游泳为例来考虑……

1 想象动作的模式

心中描绘出快速游泳的正确姿势。
脑海中想象在划动手脚。

2 想象成功的情景

回想游泳比赛中取得胜利时的情景。
脑海中想象：如果预赛取胜，正式比赛时（成绩）不会再提高了。

通过大脑边缘系统追求女性的故事

男性用大脑新皮质绞尽脑汁

　　大脑中与人的本能有关的就是大脑边缘系统。与此相反,掌控理智的是大脑新皮质。而且作为高级动物的人类,大脑新皮质很发达。

　　男性追求女性时,一般会让大脑新皮质的特征发挥得淋漓尽致。

　　这就是竭力掩饰动物的本性,调动一切智慧力量来撼动她的芳心,即:追求女性时会尽量完美地充分展现自我。

　　根据经验知道,假如露出本能往往会遭拒绝。

　　那女性又会怎样呢?

　　男性在追求女性中发挥出攻击性,而女性大脑一般攻击性较低。女性大脑中连接左右脑的胼胝体较大,在取得左右脑平衡的同时,始终在寻求一种安全地带。

　　因此,除非该男性颇具魅力,否则对于男性的追求一般都会加以拒绝。在未了解男子的真意时,女性为了自身的安全不会轻易主动进攻。

追求女性时,要向大脑边缘系统倾诉

　　即在遇到男性追求时,女性会寻求安全而拒绝,但本意上并不拒绝追求。不但不拒绝,本能的大脑边缘系统还会产生敏感反应。

　　这种情况会使男性在追求女性时,即便施展出理性的大脑新皮质功能,有时也会变得徒劳无益。

　　相反,直接向女性的大脑边缘系统倾诉则更为有效。

　　评论家小林秀雄和诗人中原中也两人在年轻时都曾倾心于同一个女性。有一天,小林对她喃喃细语道:“也许你和中原思想一致,但我和你感觉很合得来呀。”

　　这就是非常了解女人心的小林在向她的大脑边缘系统倾诉。

　　人无论再怎么聪明,都不会用理智来谈恋爱。谈恋爱的是本能的大脑边缘系统。

「心理活动」与大脑的奇妙关系

第5章

皆因大脑反应而产生「心理」活动

喜好、厌恶、愉快和难过以及沟通

"心灵"始终在
您的大脑中活动

心理活动才是
最值得关心的事

我们往往高兴时会欢笑,悲伤或悔恨时会哭泣。 即便不顺心时情绪低落,但要不了多久又会涌现出一股激情:"加油啊！"

这些都是"心理"的活动。正是这种心理活动给我们的行为带来了巨大的影响,而且大家不都是为"自己现在是快乐呢？还是痛苦呢"这种心情的真实感而活着的吗。

那么,心灵究竟存在于人的何处呢？这从人类开始理性思考问题时起一直就是个课题。

如前所述,柏拉图和列奥纳多·达芬奇认为"精神就在大脑中",但不难想象,他们的疑问出发点也是"所谓心灵究竟在哪里？"。

那心灵在哪里呢？

如果有人这样问你,只要受过现代教育的人,大概谁都会回答"在大脑中"吧。但是,这事要说清道理形成自明之理,人类却花费了漫长的岁月。

让人类渴望更多快感的脑内化学物质

心灵确实在于大脑中。就大脑科学性而言,心灵的枢纽位于大脑的内侧。

大脑参与人的所有心灵活动。都说人上了年纪后会变得固执,而这正是与大脑的结构有关。这是因为上了年纪的大脑承受了过重的负担。

人在谈恋爱时会心跳加速,有时还会激荡起伏。这当然也是与大脑的活动有关。甚至可以说恋爱使大脑变得更趋活跃。

此外，人始终在追寻快感，一旦尝到了快感的滋味，就会寻求更多的快感并陶醉于此。这实际上与大脑的化学物质密切相关。令人感到惊讶的是，据说大脑中还隐藏着类似麻醉剂的物质。

与快感相反，人有时会产生恐惧，这

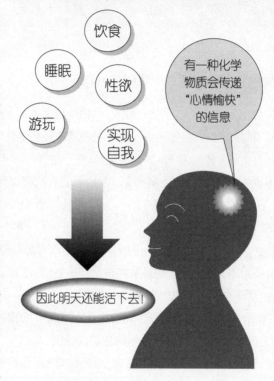

大脑内的神经和物质形成了"心灵"

饮食

睡眠

性欲

游玩

实现自我

有一种化学物质会传递"心情愉快"的信息

因此明天还能活下去！

也绝非偶然产生的。大脑内的化学物质与快感一样也会引起恐惧。

这样一想，人的心灵真是一个奇妙的世界，而操控着这奇妙世界的是大脑，是漂浮在大脑内的化学物质

虽然还有很多内容正在研究之中，但本章节试图探索这大脑和心灵的秘密。

再仔细想一想，心灵到底在哪里

在与喜欢的异性紧张约会中，有时心跳会加快。这是为什么呢？"心灵"究竟在哪里呢？

▌知性、情感和意志才是人的证明

你对小孩子说心灵在大脑中，恐怕他也根本不会相信。反过来要是孩子问你"心灵在哪里？"，你不是也难以很好地回答吗。

"因为心情会激动，所以说心灵在心脏里"，小学生时代，应该有不少人都这样认为。事实上，古代人们对此都深信无疑。正因如此，心灵这个字是"心脏"的"心"，而且英语中的"Heart"也表示心脏的意思。

然而，若冷静地思考一下所谓心灵是什么，那只能说是精神性的、眼睛所看不见的东西，是对某种事物产生喜悦、悲伤或愤怒的情感状态，当然还包括思考或判断事物。这些称为"知、情、意"。这"知、情、意"表示知性、情感和意志，被认为是人类特有的精神世界。追求知性、为情所动，却依然形成强烈的意志，这就是人。

而且从科学和医学角度考虑，毫无疑问支配和控制这"知、情、意"的是大脑。因此心灵就在大脑之中。

▌狗或猫有"心灵"吗

无论是心灵还是大脑，自己的眼睛都看不见。正因为看不见，所以即便人们都说心灵在大脑中也不能马上理解。

仔细想来，正因为人的大脑在活动，所以会因喜悦、悲伤、愤怒和害怕而惶惶不安。而且人会思考问题，并根据这种思考进行判断。但假如大脑死亡,这些行为也就随之停止。知性、情感和意志正因为大脑的活动而存在。

那么,人之外的动物又是怎样呢? 这种疑问一直萦回于脑海之中。

的确,狗、猫和大象这些动物都有大脑。如果是这样的话,那这些动物也有心灵并非不可思议。但还不清楚狗、猫和大象是否真有心灵。因为目前正在研究之中,处在一种既不能说它没有,也不能说它有的状态。然而,认为动物具有舒服的"心情"、愤怒和恐惧等情感也很自然吧。

人类确实有心灵,这心灵给人以喜怒哀乐的情感,并带来知性和意志。与此同时,也带给了人类各种各样的心病。

而且所有这一切均起因于大脑。这样,要了解人的心理活动,就必须首先了解大脑,因为大脑才是心灵的出发点。

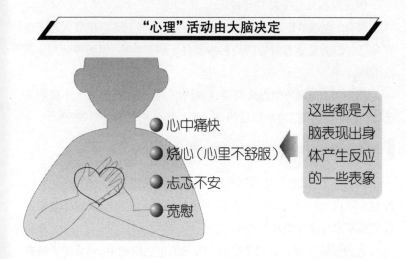

"心理"活动由大脑决定

● 心中痛快

● 烧心(心里不舒服)

● 忐忑不安

● 宽慰

这些都是大脑表现出身体产生反应的一些表象

人就不能相互理解吗？
要包容相互之间的差异

在当代信息化社会中,庞大的信息量漫天飞舞。另一方面,人与人之间的相互理解却变得愈加困难。这到底是为什么呢？

谁都不理解自己

譬如在网络世界,虽不认识对方,但却频繁地收、发着信息。在看不见的世界中信息大量泛滥这种感觉,要说不可思议真是不可思议。

尽管如此,更不可思议的是每个人都陷入了理解对方或得到对方理解这种感受之中。其结果,借电子邮件的机会甚至还发生了杀人事件,但这些事对热衷于网络的人来说,却认为事不关己。

但在现实社会中却并非如此。

譬如,抱怨单位同事或上司不理解自己,甚至还怨恨家人都不理解自己。以为是熟悉对方的脸和声音并了解其性格,但要理解却实在很困难。

然而,以大脑为中心来看待这种情况,抱怨或愤恨他人不理解自己,这实际上也可以说是不足为奇。那为什么相互不能理解呢？

经验和知识被铭刻在记忆细胞中

人的出生、成长环境各不相同,包括家庭习惯和成长的社会文化、教育水平以及经济条件等各方面不尽相同。人在这不同的环境中各自经历不同且接受的教育也不相同。

这种经验和知识立刻被铭刻在大脑的记忆细胞中,形成此人特有的思想和情感等特性。这显然是与他人不同的世界,并以出生、成长环境为基础,在不同的经历和学习中掌握独特的信息收集、判断和决定的方法。

■ 所有的大脑在这世界上具有唯一性

因此,在大脑内部构筑起了适合于各人的世界。这与他人的信息处理不同,自然思维和情感的特性也就不同。

即便是脸长得相似并在相同环境中成长的兄弟,都各自具有独特的大脑。总之,所有的大脑在这世界上具有唯一性。

如果是这样,那两个人之间的大脑各不相同也是理所当然的结果,而且不可能在相互理解上不产生矛盾。

既然不能探视到对方的大脑,也只能从"不可能全部理解"这一前提出发开始进行沟通——这样一想,也许会觉得轻松一点吧。

你的大脑在这世界上只有一个

塑造大脑的要素 **=** 经历和学习构成此人特有的思维和情感
- 遗传
- 家庭习惯
- 教育
- 经济条件

↓

不存在完全相同的人

↓

从包容相互之间的差异开始进行沟通

上了年纪后变得固执，是大脑活力降低的问题

上了年纪的人往往会变成听不进他人意见的固执老人。这种突然改变的情况也是受大脑的影响吗？

■"固执"与大脑的关系

人的表情随年龄的增长而变化。

年轻时眉宇间就有了皱纹的人，到中年后表情中也会显出一种沉稳，甚至会充满一种与年龄相符的风采。但到了老年，许多人又会在眉宇间产生皱纹，而且会变成听不进他人话的固执老人。当然，这与人所处的环境有关，而且个人差异也很大。这也可以说是每个人的特殊情况。但是，这难道与大脑没有关系吗？

从结论而言是肯定的。如前一节所述，大脑是以每个人的经历和学习为基础形成其特性的，其信息处理方法又构筑起该人独特的性格。这些就是与他人不同的世界，也可以说是非常主观的世界。

正因如此，就需要进行相互沟通，但对已经变老的大脑来说，这就产生了过重的负担。

■若大脑活力不够

人为了生存下去就需要进行沟通。即必须理解对方所说的话，发表自己的意见。这是理解对方的主观大脑，同时从自己大脑中发出自身信息的行为，为此，实际上需要巨大的能量。

如果大脑还较年轻且具柔性，这些能量算不了什么，它可以接收对方大脑发出的信息并努力去理解它。与此同时，通过各种渠道发出自身的信息，以获得对方的理解。

但是,随着年龄的增加,大脑内的能量显得不足,沟通所需付出的努力成为一种累赘,有时甚至感受到自己的大脑会被对方发出的信息所打乱这种恐惧。比起要耗费能量并感到麻烦,老人对安于自己的主观大脑并处于"封闭的世界"中觉得更为快乐、舒适。如果感到自己是正确的,则这种情况将更为严重。这样,他将会放弃所有的努力。

其结果,自身大脑发出信息或者接收信息变得越来越少。因此大脑内的语言功能降低,根本不想听对方讲的话。当第三者看到这种情况时,就会称此人为固执的人。然而,不仅老人会变成固执的人,大脑并未衰老的人如果不肯努力的话,也会被人称为固执的人。

大脑内的信号一衰落,就会变成 "固执的人"

年轻人的大脑　　　**固执老人的大脑**

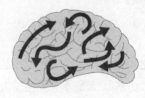 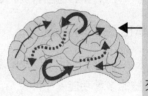

为了顺利进行沟通,大脑内就需要活跃的信号交换。但……

上了年纪后若回路内的信号通道不畅,就难以产生新的构思

"躁狂症"孩子的大脑又是怎样的呢

在难以生存的现代社会,"躁狂症"孩子正在急剧增加。而大脑"短路"并发生"爆炸"的原因究竟在哪里?

▌因琐碎之事而爆发

最近,每当发生少年事件时,就会出现"躁狂症"这一词语。一旦发生躁狂,血液瞬间直冲大脑,就会直接构成暴力行为。

产生躁狂大多没有明确的理由,多为人际关系和工作不尽如人意,精神上被逼入焦躁的状态。结果仅因一些琐碎事情,其不满情绪就会瞬间失去控制而爆发。

就孩子们来说,既有对父母或学校的管教感到窒息而躁狂,也有受到欺负而躁狂的。此前勉强忍耐,而一旦达到极限,就像丝线扑哧一声断了似的爆发出来。

这躁狂行为和大脑之间究竟有何种关系?

▌油门和刹车出现平衡问题

医学上还未搞清楚躁狂行为与大脑之间的关系。但有种理论认为,这是因为大脑的多种功能发生冲突后"短路",大脑本身发生了混乱所致。

构成其主角的就是人脑的三个部分。

人的大脑在最深处有作为动物生存所需的大脑基底核和脑干,其周围有大脑边缘系统,再外层有大脑新皮质。但大脑基底核和脑干也能看作是包含在大脑边缘系统中。而且大脑新皮质是人类特别发达的脑,负责理性和思维这些高级神经领域。

通常情况下，人脑的三个部分各自承担不同的作用，巧妙地取得了平衡。

如果负责动物本能的大脑基底核和脑干将失去控制，负责理性的大脑新皮质就会对它进行抑制。当性欲增强时，常识对此加以抑制也是如此。这样看来，人脑的三个部分起到了油门和刹车的作用。如果这油门和刹车配合得很好的话，则人的精神状态就可保持平衡，

大脑能很好地一直保持平衡

大脑基底核

内囊　　扣带回　尾状核　额叶
　　　　脉脉体　壳核
大脑边缘系统　　丘脑　　屏状核
　　　　　　　　　　　颞叶
海马　　　　　　　大脑新皮质
脑干

大脑新皮质

↑

大脑基底核 ←→ **大脑边缘系统**

大脑由于相互牵制而构成

行为也可控制在正常范围之内。尽管有苦恼或痛苦，但大多数人都处在能够取得这种平衡的状态。

但是，当这油门和刹车发生异常情况时，精神状态就会变得不平衡，因一些琐碎之事瞬间就会使大脑内的秩序发生崩溃，犹如踩着油门不放且刹车坏了似的，这种情况一般就可判断为躁狂状态。连自己都制止不了自己的暴力行为，就是因为这个原因。

为什么会想与喜欢的人再见面

人是有爱意的动物。在恋爱中动情就是与大脑有着密切关系。大脑内的某种反应会产生"怀恋"的心情。

■ 大脑边缘系统和大脑新皮质的协同工作

人的大脑由三部分组成。

藏在最深处的是负责动物本能的大脑基底核和脑干；其周围有大脑边缘系统；位于其外侧的是负责知性和思维的大脑新皮质。其中大脑基底核和脑干俗称为"爬虫类脑"。

该爬虫类脑是最原始的脑，人类以及爬虫类、哺乳类等所有的脊椎动物都具有这种脑。

大脑边缘系统掌控恐惧、愤怒、留恋、喜悦和悲伤这些情感。为新生命的诞生而喜悦或者对他人抱有好感，都是因为该大脑边缘系统掌控。与此相比，大脑基底核和脑干虽能激发动物的本能，但还不至于激发出情感，达不到可称为爱情或恋慕的程度。

另一方面，单靠大脑边缘系统还产生不了爱情或恋慕，此外还需要控制爱情和恋慕的意志。负责控制它的就是负责理性和思维的大脑新皮质。这样一想，爱情和恋慕也可以说是大脑边缘系统和大脑新皮质合作的产物。

■ "喜好和厌恶"由杏仁核决定

的确，爱情和恋慕的动力是大脑边缘系统。

那大脑边缘系统中的哪部分会感觉到喜好和厌恶呢？答案是杏仁核这一部分。

杏仁核因形似杏仁而得名。这是与抵御外敌、保护身体的斗争本能和攻击行为直接相关的大脑区域,也是本能感觉愉快和烦恼的部位。该杏仁核首先会感觉到"喜好和厌恶"。

因此,一旦感觉到喜欢对方,就会成为愉悦情感的经历被印刻在记忆中,一旦知道了这种情感,就会想再次品味这种情感。

为此,人就会采取行动

回报行为

一旦吃到好吃的法国大餐,哪怕花大价钱也要再去那家法国餐厅吃顿大餐;希望再次见到自己喜欢的人,无论如何都想见其面、闻其声,这作为一种大脑作用也与前者相同。再想去吃法国大餐、下次再想见喜欢的人,这在大脑科学上称为"回报行为"。人就是通过这种回报行为来进行约会:"那我们下次再见面吧。"

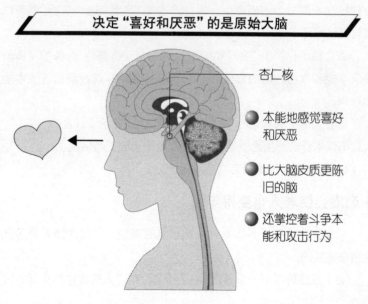

决定"喜好和厌恶"的是原始大脑

杏仁核

● 本能地感觉喜好和厌恶

● 比大脑皮质更陈旧的脑

● 还掌控着斗争本能和攻击行为

爱到激情燃烧时，大脑又会怎样呢

人在恋爱时眼睛会发光、表情生动。这是因为大脑产生了活性作用？爱情会给大脑带来怎样的变化？

大脑产生爱与恋

当爱上一个人或与某个人相恋时，人确实会眼睛发亮、心跳加快。一想到要约会时会迫不及待，让人心旌荡漾。如果是热恋或"不可饶恕的爱恋"，甚至会变得欣喜若狂。

这显然是"心灵世界"。

假设心灵世界是产生自大脑，那爱恋是否也是由大脑创造的呢？

如前一节所述，人的"喜好和厌恶"是由位于大脑边缘系统中的杏仁核这一部分为主而产生。假如产生了"喜爱"这一情感，那杏仁核肯定已发挥了作用。

杏仁核不仅产生"喜好和厌恶"，还肩负着抵御外敌、保护身体的斗争本能和攻击行为的责任，当杏仁核受到刺激，就会激起这些本能和行为。

即在与某个人相恋时，可以说同时他（她）开始了日常的"战斗"。大脑不仅本身会产生恋爱情感，还会因此使大脑更趋活跃。

但是，这只不过是爱恋功能的一部分。

恋爱会使老人也变得年轻

大脑具有接收外界信息和发出信息的系统。信息的输入是通过五感来完成的。

关于五感将在下一章详述，它是指从眼睛进入的视觉和从耳朵进入的听觉等。这些五感经适度的反复刺激将得到锻炼而变得敏锐。

反过来说,要锻炼五感使之变得敏锐,就必须寻求相应的刺激。一般认为,推动这种需求的就是强烈的好奇心和自己的意愿,而这种好奇心和意愿会使大脑更趋活跃。

从此意义上可以说,感受爱情或谈恋爱的诱因是来自外界的刺激。那也不只是视觉和听觉这一部分的刺激,而是想会其面、闻其声、感觉其气息这种综合性的刺激,其中包括对对方的强烈好奇心和自己的意愿。

若真如此,与爱、恋形影相随的好奇心和意愿可以说会让大脑更趋活跃。而且爱得越深、恋得越激烈,则好奇心和意愿就越强,这又会进一步促进大脑的活跃。

这样看来,恋爱中的老人将会永远年轻。这就是爱恋使大脑更趋活跃的明证。

一旦受到刺激,大脑就会趋于活跃

恋爱中大量的信息会注入大脑,因此,每次视觉区之类的新大脑和下丘脑之类的旧大脑都会受到刺激

下丘脑　　　　　视觉区

受"心情舒畅"所支配的人脑

既然人也是动物之一种,就会为追求快感而活着。如果毫无快感,如同行尸走肉。那快感是如何才能在大脑中获得呢?

▌动物也好,人类也罢,始终在不断追求快感

感受喜欢和厌恶的是位于大脑边缘系统中的杏仁核这一部分。呈杏仁状的杏仁核是本能地感受愉快或烦恼的部位。而且人一旦感受到快感,还会再追求这种快感或情感。这在大脑科学中称为"回报行为"。关于这点已在前一节中做了介绍。

的确,人的大脑中存在直接获取快感的功能。

人也被认为是不断追求欲望和快感的动物。人具有大脑边缘系统发达的大脑皮质,因此理性和思维得到了发展,但原本也只不过是一个动物。而且只要是一个动物,就会受到活生生的欲望所愚弄,并始终不断追求具有刺激性的快感。这样一想,人的大脑中存在获取快感的功能也就不足为奇了。

▌多巴胺和阿片

给人带来快感的是多巴胺。这是存在于大脑内的神经递质,而其作用之一就是产生快感。实际上该多巴胺具有与兴奋剂或可卡因相似的化学结构式,由此可知,怎么会对药物产生依赖作用的理由了吧。

赋予获取快感机能的,是脑内神经之一种——"A10神经",这已有定论。发现存在该A10神经的,是专业研究神经学的詹姆斯·奥尔兹及其弟子阿列·劳颠巴格,那是20世纪50年代的事。根据奥尔兹他们的研究成果,一般认为如果多巴胺从A10神经分泌至神经系统的

神经时,大脑会产生兴奋,形成快感。即快感的秘密就是A10神经产生的兴奋作用。此后,该研究以各种形式经反复实验并得到了验证。另一方面,20世纪90年代以后还有一种学说认为,称为"阿片"的物质作为一种快感物质比多巴胺更为重要。阿片被称为"脑内麻醉剂",是具有与吗啡相同作用的物质。但即便

确有负责"心情舒畅"的神经

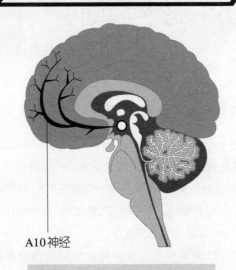

A10神经

A10神经从中脑伸向额叶皮质。由于额叶皮质会分泌出多巴胺,因此人会感觉有幸福感

停止阿片的作用,快感不会受到丝毫损害,只会感到剧烈疼痛。

在快感或"上瘾"背后的,仍应认为是多巴胺神经。

如果没有"吃"这一快感,那包括人在内的所有动物都将饿死。正因为有性交的快感,种族才能得以保存。快感是人类生存不可或缺的功能。

冷汗、恶心、头晕……
为什么会产生恐惧症

恐惧会突然向任何人袭来。但如果这并不是外部的、突发性的因素，而是一种大脑疾病的恐惧

▍100人中会有3人经历这种发作

当大地震突然来袭时，很多人会眼睛发直、脸色苍白、出冷汗，有时还会全身痉挛。一般将此称为"惊愕反应"，这就是恐惧状态。当然，这是任何人都会感到的暂时的恐惧，与疾病没有关系。

与此相反，有一种"恐惧障碍"的疾病。据称该病的发生概率为3/100，其症状为恐惧发作。

恐惧发作是在某一特定时间内遭受剧烈的恐惧感和不安全感的侵袭，并突然出现一些症状。这些症状有：① 心跳加快；② 出冷汗；③ 手脚发抖；④ 呼吸困难；⑤ 胸部疼痛或不适感；⑥ 恶心；⑦ 麻木或剧痛感；⑧ 头晕或走路摇晃等，有时还伴有"死"的感觉。这些症状并非同时出现，其特征是突然出现某些症状，并在10分钟内达到峰值。

峰值过后，其症状就会消失，且身体不留任何异常。但由于会经常发作，因此，一旦经历过的人会处于一种难以言状的不安之中。

▍感知不安、恐惧的去甲肾上腺素

产生恐惧障碍的原因，可认为是去甲肾上腺素这一脑内物质。在大脑的最深处有脑干，它由间脑、中脑、延髓和脑桥构成，而去甲肾上腺素大量存在于"脑桥"这一部分。此脑桥中有引发呼吸困难、心跳加快、出冷汗、头晕这些自主神经发作的"蓝斑核"这一神经细胞。

蓝斑核为左右一对,被称为蓝斑-去甲肾上腺素交感神经系统的神经通路从该神经细胞伸引到大脑边缘系统和大脑皮质等处。

蓝斑-去甲肾上腺素交感神经系统原来的作用是在脑内综合来自外界的各种信息并进行处理,尤其是筛选人类生存所需的感觉信息。而且一旦感知到对生存有害的信息,立刻就会发出警戒警报。即蓝斑-去甲肾上腺素交感神经系统发挥着感知不安或恐惧的核心作用,而且作为脑内物质的去甲肾上腺素与不安和恐惧关系密切。

因此,人们就认为恐惧障碍也可能是去甲肾上腺素分泌过多、并因该物质而受不安或恐惧感所折磨。

但是,恐惧障碍可通过增强抑制功能主角的药物——GABA作用,或者是增加动力源的药物——5-羟色胺,就会有所好转。而仅仅以去甲肾上腺素分泌异常来说明恐惧障碍,也许显得过于简单化了。

恐惧障碍的主要特征

- 总体来说年轻女性较多

- 关于恐惧障碍的遗传性,根据美国的调查,有一种理论认为患者在第一亲等内发病率要高出一般人口发病率4~7倍

- 害怕恐惧障碍再发作的"广场恐惧症"中绝大多数是女性

考虑其原因是分泌了过多去甲肾上腺素

产生灵感前大脑中的连续剧

不曾料到灵感突然降临，感觉犹如从天而降，这当然是大脑内产生的。何谓其机制？

创造出灵感的是额叶

任何人都会有灵感。

形成这灵感之源的，是大脑皮质的额叶。若从侧面观察大脑，正中部位从上至下纵贯有一条粗皱褶，其前面的区域就是额叶。额叶是随着动物等级增高而变宽，人的额叶占大脑皮质表面积的32.8%。但这额叶并非直接产生灵感。

引起额叶产生灵感的是脑干。脑干连接脊髓和大脑半球，相当于大脑半球的主干，而其中央并排有左右对称各三列的神经核。其数量总共多达40个。

在这三列中，外侧称为A列，内侧称为B列，在两者中间的称为C列，而从A列底下数起位于第10个的称为"A10神经"。关于此神经已在其他章节作了介绍，医学上也称之为快感神经。而且该神经会向大脑分泌带给脑细胞快感和觉醒的多巴胺。

畅游在大脑内的多巴胺之旅

由A10神经分泌的多巴胺是沿着怎样的通道前行？又会给人类带来怎样的效果呢？

多巴胺首先进入控制食欲和性欲的下丘脑，随后依次前行至带来好恶感的杏仁核、产生"改不了止不住"心情的伏核、掌控记忆的海马和涉及表情和态度的尾状核，最后，多巴胺到达大脑的额叶皮质。

多巴胺在大脑内的这种旅行使人类发挥出了各种各样的功能。它给人带来喜悦的心情和激发出人的积极性，尤其是在面临攀登前人未曾攀登过的高峰以及冒险、马拉松、打禅修行和残酷的商业竞争之类的困境时，它会带给人们勇气和力量。

而且，当多巴胺分泌至额叶皮质时，则大脑会进一

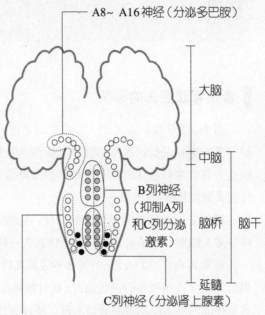

多巴胺刺激额叶 = 产生创造性

- A8～A16神经（分泌多巴胺）
- 大脑
- 中脑
- B列神经（抑制A列和C列分泌激素）
- 脑桥
- 脑干
- 延髓
- C列神经（分泌肾上腺素）
- A1～A7神经（分泌去甲肾上腺素）

步清醒，可提高计划起草能力。当大量分泌多巴胺时，额叶会给人带来创新或挑战新环境的快感，并因这种快感而震颤。

在因这种快感而震颤的瞬间，人会发挥出意想不到的创造力，突然闪出超越以往所有构思的灵感来。

伟大的艺术家和发明天才就是这样沉浸在闪现灵感的快感之中。

这就是灵感的机制。由于任何人的大脑中都会分泌多巴胺，因此，读者您的大脑中也隐藏着成为天才的可能性。

一听音乐心情就舒畅的理由

现代社会充满了压力。近来"音乐疗法"暗中颇受欢迎。那为什么人一听音乐就会变得心情舒畅呢?

▌音乐可改变人的心情

首先,简单谈一下关于人听声音的系统。声音是通过耳朵从捕捉空气的振动开始。耳中的鼓膜捕捉住这种震动,将该振动传到耳蜗这一器官并转换成电信号。被转换成电信号的信息经中脑、丘脑传到大脑皮质的听觉区。

该听觉区是处理听觉信息的部位,在此经处理的信息终于变成声音被人识别。音乐也是这种听觉信息之一种。

喜欢古典音乐的人,一听贝多芬或莫扎特的唱片心情豁然开朗,当听到旋律抑扬顿挫的进行曲时,顿时精神倍增,兴奋不已,进行曲甚至还能消除人们的战争恐惧心理。所以音乐能改变和影响人的心情。那么,此时大脑中又发生了些什么呢?

▌大脑的"迪斯科模式"

让我们试想一下迪斯科音乐吧。喜欢迪斯科音乐的人,哪怕听到劲爆的音乐都不觉得这是噪声。明明是强烈的刺激,却反而成了快感。这是因为在迪斯科舞厅跳舞的人一开始就知道这种音乐的强劲,是自愿接受的。结果,即使是强烈的刺激也感受不到痛苦,并会带来愉悦的兴奋感。

大脑也对此做出相应的调整。通常情况下,大脑的听觉神经是经受不住强烈的刺激。但从自己去迪斯科舞厅时起,听觉就有意识地变得迟钝起来,以防止对大脑的损伤。即按自己的意愿到达迪斯科舞厅时起,大脑就受到了保护,而且作为一种快感来接受这刺激的旋律。话虽如此,但也曾发生过年轻人在听完摇滚音乐会的回家路上,发生剧烈脑内出血而死亡的情况,因此千万不可麻痹大意。大脑会竭尽全力效力于"本人"的欢愉,但当超过物理极限时,或许会发生自行爆炸。

此外,通过音乐感受快感时,大脑内释放出带来快感的神经递质,这些物质一般是单胺类化学物质。在单胺类神经递质中,尤其是5-羟色胺、多巴胺等也是其中的主角,是它们给大脑以刺激并带来兴奋和快感。这种单胺类神经递质对抑郁症也很有效。一般认为,因抑郁症而情绪低落时,单胺类神经递质尤其是5-羟色胺会使情绪高涨。这样想来,单胺类神经递质给人以音乐的快感也就能理解了。

当您听了音乐心情舒畅时,大脑中有许多单胺类神经递质在穿梭舞动着。

音乐所具有的巨大力量

● 会对新陈代谢、出汗、血压和脉搏带来影响

● 具有提高注意力或扩大注意力范围的效果

● 具有改变心情的能力

● 通过唱歌、演奏乐器让人回想起往事

● 悠扬的音乐具有抚平心灵的功效,而节奏强烈的音乐具有使人兴奋的效果

有时音乐比生活顾问的话对疾病更为有效

大脑与音乐的关系奇妙。音乐的作用很大。通过不同的音乐种类会给人灌输新的思想，往往还会为我们克服障碍。

▌希特勒利用了瓦格纳的音乐

喜欢古典音乐的人一听这些音乐心情会豁然开朗。喜欢迪斯科音乐的人则沉醉于强烈的旋律之中。因为这些音乐会给我们的听觉区以愉悦的刺激。

但是，音乐的效果不仅仅是这些。

譬如瓦格纳。瓦格纳的音乐重复着单调而强有力的旋律。这种音乐听后让人精神振奋，同时会使人形成一种逐渐卷入兴奋漩涡中般的心绪。一般认为，他的音乐具有给人带来兴奋和陶醉的效果。

因此，德国的希特勒喜欢瓦格纳的音乐，用这种旋律使国民产生兴奋，并纳入自己的思想体系之中。

当然，这里并不是说瓦格纳不好，而是说希特勒深知这种乐曲的特性并利用这种音乐的想法，实在是巧妙而高超。

▌音乐与脑内物质——脑啡肽

与瓦格纳和希特勒的关系相反，事实证明音乐也在为各种各样的治疗作出贡献。

因大地震或事故而患上创伤后应激障碍（PTSD）等时，大多都是通过交谈接受辅导。辅导人员要一边听患者的倾诉、一边为其疗伤。

然而，受到伤害的人却怎么也不肯直抒衷肠。还死攥着精神的打击不放,这就是精神的紧张状态使然。

这时,最有效的方法就是音乐。

如前所述,音乐给人带来快感的,就是单胺类神经递质,尤其是若释放出多巴胺时,人会感觉到快感。而激活该多巴胺的就是脑啡肽这一物质,音乐会刺激该脑啡肽的分泌。

即音乐刺激了脑啡肽的分泌,致使释放出更多的多巴胺,抚平了受到精神创伤人的心灵,这有时往往比辅导人员的劝慰具有更佳的效果。

这种音乐疗法,并不仅仅局限于精神障碍。

比如还有痴呆症。因多巴胺具有提高注意力的作用,故能改善因痴呆而形成的注意力不集中的大脑状态。这也许是因为音乐刺激了脑啡肽的分泌,更多地释放出多巴胺的缘故。

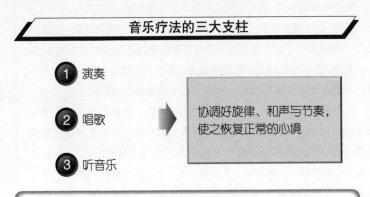

音乐疗法的三大支柱

1 演奏

2 唱歌

3 听音乐

协调好旋律、和声与节奏,使之恢复正常的心境

美国在20世纪初对伤病士兵进行了音乐疗法,开始时是以患上抑郁症而痛苦的士兵为对象让他们听音乐。日本是第二次世界大战后在精神病院和残疾儿童福利院中开始实行音乐疗法。

猴类杀婴与人类虐童

新猴王会杀婴

最近，在媒体上炒得沸沸扬扬的是父母杀婴或虐童行为。真是难以理解为什么父母亲会杀死或虐待自己的孩子而无动于衷。然而，在猴子世界中确有杀婴的情况。

根据京都大学灵长类研究所的报告显示，栖息在印度或斯里兰卡的长尾叶猴这种猴子当诞生新猴王时，猴王会接二连三地咬死婴猴。

看到这情景的雌猴并未显出恐惧就落荒而逃。但不久又返回到猴群中春情发动，频频与猴王激烈交配。

人类没有这种必然性

根据专家的研究，其背景可考虑有几个主要因素。

首先，最直接的原因只不过是雄猴追求快乐而已。因为雌猴一旦失去孩子，她就会从一个母亲变回到一只雌猴而发情，从而接受猴王的要求。

其次，雄猴的这种行为从结果来看，是为了与延续自己的血脉有关联。就是要杀掉前猴王血脉的婴猴，让雌猴生育自己的子孙。

但如果认为"猴子"都是如此，则大错特错。杀婴只是长尾叶猴和南美的吼猴才有的例外情况。与人类最相近的黑猩猩处于群居乱交的世界，群体中的孩子可以说就是大家的孩子，根本不可能设想"断前猴王的血脉"这类事。人类不是乱交群体，而且也不存在社会群体中的伙伴都是一个父亲所生这种情况，而是已经建立起一个没有血缘关系的两个人共同维持生活的独特的"猴类"社会。这就产生了知性，而且我们是生活在产生知性的大脑新皮质的世界。因此，人类对杀婴或虐童行为没有必然性。是加害者一方为所欲为的逻辑滋生了犯罪。

难道人还不如猴子？

知觉与认识之脑

第6章

探索大脑所具有的感觉功能

所有的感觉均始自于五感的信息

视、听、嗅、味、触……这些精密的系统

五感是收集外界信息的天线

人是通过眼睛看东西、通过耳朵听声音、用鼻子嗅出气味、用舌头品尝滋味、通过皮肤与外界接触。这称为五感。

这些五感对我们的生活究竟有哪些帮助，我看在此就不必赘述了。

视觉和听觉当然不用说，如果嗅不出气味、品不出滋味，"食"这一人生的乐趣就会被彻底剥夺。通过皮肤接触的触觉也会给人带来喜悦，一对恋人牵手而行，也是因为有一种"碰触的喜悦"。

不仅仅是乐趣。正因为有了五感，我们才能察觉逼近身旁的危险、保护自己的生命和身体。请想象一下，如果当手碰到滚烫的锅子时却什么也感觉不到的话，又将会如何……

换言之，这些五感就是"天线"。外界的信息首先被"五感"这一天线捕捉到，并由此开始信息的处理。

反过来说，如果这天线发生障碍，那人就会完全被外界的信息所隔绝，危险会立刻逼近身旁。

计算机所不能比拟的超高速系统

由五感所获得的信息传到大脑，通过各种功能迅速得到处理。

比如看东西时，视觉细胞受到物品的形状和颜色等刺激后将它转换成电信号。该信号被传到若干个神经细胞，大脑中马上就会产生"这物品是什么？"这一认识。

掌控这五感的，仍然是大脑。

该系统极其精密。天线会捕捉到瞬间闯进来的信息，被捕捉到的信息转瞬间快速穿过神经路径到达大脑中枢。

这可不是计算机的速度所能相比拟的。人们只能惊叹：人脑中安装了一个极其精密且超高速的装置。

迷恋于美丽的风景、欣赏最喜爱的音乐、享受美味佳肴、陶醉于芬芳花香、感受恋人肌肤的温暖，这所有的一切都是这精密而又高速装置的恩泽。

所谓大脑装置究竟是什么呢？

这已接近人的感觉和知觉的秘密，也是通向进一步增强感觉的道路。

人类通过"五感"保护身体

危险！

开过来的汽车

腐烂的食物

泄露的煤气

发烫的炒菜锅

日常生活中充满了危险……

如果没有信息，大脑也只是一团肉块

大脑具有思维、判断等各种各样的功能。大脑的所有一切也是首先从感觉开始。感觉到的是通过五感进入的外界信息。

大脑是发挥功能所不可或缺的

大脑有5个联合皮质，它构成了人类所需的所有的功能中枢。其中额叶皮质也是最高级的中枢，负责高等级的精神领域。即便在生物世界中，它也是人类异常发达的特有的世界。

但是，即便大脑具有多么优异的功能、构筑起了多么精密的系统，可如果重要的信息进入不到大脑，则就不可能进行思考和判断。

比如，当一个白领面临跳槽时，他必须做出抉择是向右走还是向左走。

但如果没有左、右环境的信息，则就不能进行思考和判断吧，这是一样的道理。甚至不能运用以往的经验进行学习和有效的身体运动。

大脑要发挥出大脑的功能，首先最重要的是如何获取信息。而且提供给大脑这些信息的是末梢的感觉。

这些感觉中有五种感觉：识别形状和颜色的视觉、辨别声音的听觉、嗅气味的嗅觉、尝滋味的味觉和感知物品触感的触觉，一般将此称为"五感"。

五感的信息都集中到感觉区

这五感通过各自的感觉器官被传到大脑。

视觉、听觉、嗅觉、味觉和触觉分别在眼睛、耳朵、鼻子、舌头和皮肤上具有各自的信息采集点，这已为大多数人所了解。

各个感觉器官中布满了灵敏接收感觉的细胞,即所谓的感觉细胞。

比如用眼睛看、即视觉的场合,接收物品形状和颜色等刺激作为信息的视觉细胞是在视网膜中,该细胞首先对外界的刺激作出反应。

这些感觉细胞一受到刺激,立刻将这信息转换成电信号,随即传至一系列的神经细胞,进入各自的神经通道中。

一些信息从神经细胞传递到脊髓,再从脊髓传递到脑干,并经脑干的丘脑传递到大脑皮质的感觉区。而来自头部感觉器官的信息不经过脊髓直接传到脑干。有关视觉的信息等就是如此传递的。

这样,当外界信息到达感觉区时,人就能识别物品的形状和颜色、听到声音和确定食物的味道。

正是五感的信息,才是驱动大脑的启动开关。

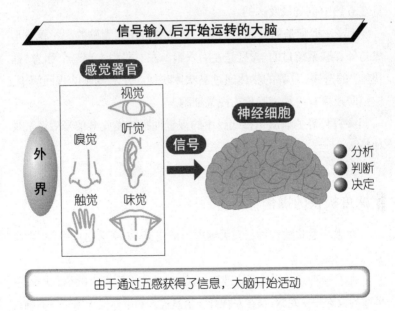

信号输入后开始运转的大脑

感觉器官

视觉

嗅觉　听觉

外界

信号

神经细胞

触觉　味觉

分析
判断
决定

由于通过五感获得了信息,大脑开始活动

外界信息的70%是从眼睛闯入的

在五感中，拥有绝大多数信息量的是视觉。从左右双眼捕捉物体后到大脑进行辨别的结构极其复杂而又精密。

■ 由视网膜中的视觉细胞转换成电信号

感觉的敏锐性因人而异。既有听觉敏锐的人，也有擅长于嗅觉的人，或者也有味觉比其他人敏感的人。

但是，包括这些人在内，人所需的大多数信息是依赖于视觉。根据数据表明，人从视觉中获得了70% ~ 80%的外界信息。因此，视觉在五感中也是最发达的。

那么，视觉是通过怎样的神经通道被传递到大脑的呢？视觉形成与外界联系窗口的，无疑是左右双眼。左右双眼中有一个称为"晶状体"的透镜，外界的物体通过晶状体映现在左右双眼的视网膜中。该视网膜中有一种细胞称为视觉细胞。

来自外界的刺激由视网膜中的视觉细胞转换成电信号后送至视神经。

至此，是看物体的第一阶段。

■ 速度极快的操作

左眼和右眼的视神经在大脑中形成交叉，该交叉之点称为"视交叉"。

左右视神经在视交叉点改变其流向，映在右视野上的信息进入左半球的大脑——左脑，映在左视野上信息进入右半球的大脑——右脑。

进入左右大脑的信息首先进到丘脑。丘脑的作用是粗略整理一下进入大脑的信息。换言之，可说是识别物体之前的准备阶段。

由丘脑对信息进行粗略整理结束后，这些信息终于被送到大脑皮质的视觉区。

视觉区对从外界闯入、由丘脑整理过的信息再作仔细分析和研究。进行分析、研究的是该信息的形状和颜色以及明暗、活动、与周围的位置关系等。

分析、研究结束后，外界的信息

俯视的视觉信息流向

视网膜

视觉区

视神经　　视交叉

右视野捕捉到的信息进入大脑的左半球
↕
左视野捕捉到的信息进入大脑的右半球

眼睛的视网膜捕捉到的图像转换成信号，通过视神经送到视觉区

终于在大脑内形成具体的图像，由大脑识别物体是什么。即人在此节点判断该物体是什么。

这样一写，看物体的行为似乎觉得费时费力，极不合理。

但是，现实中这一连串的工作是瞬间进行的，人就是这样看到相继出现在眼前的物体后判断这是什么的。

视觉以及所有的感觉，在人醒着时一直持续着这样的工作。

视觉将玫瑰识别为"红色"的结构

眼睛所看到的物体既有色彩也有明暗。获取视觉信息的视网膜结构为：两种细胞分别对此进行分析、处理。

▌分辨色彩的细胞和识别明暗的细胞

看物体时，如果没有色彩或明暗，那物体只能看成极平面的图像。反过来说，正因为物体有色彩和明暗以及背景的对比度，才能知道物体的立体图形。

五感之一的视觉还负责分析物体的色彩和明暗，其系统精巧至极，令人惊叹。如前所述，外界的物体通过晶状体这一透镜映现在左右眼的视网膜上，并由视网膜中的视觉细胞转换成电信号后送到视神经。在此过程中出现的视觉细胞并不是单一的，它有椎体细胞和杆体细胞两种。称为椎体的细胞位于视网膜的中心部，它将物体色彩的基本信息送到大脑。相对于此，称为杆体的细胞呈棒状，负责物体的明暗信息。

视觉细胞内的这两种细胞分别负责有关色彩和明暗的信息。

▌决定色彩的是"波长"

外界的物体信息通过晶状体被传到视网膜中的视觉细胞，此时，物体信息依托于光。在视觉细胞中，椎体细胞会感受这些光的波长。

视觉最终就是一种把光的不同波长"翻译"成不同色彩的结构。

越是复杂的色彩，就含有越多不同波长的光。椎体细胞中所含的"视紫红质"这一物质有3个种类，分别对不同波长的光具有极高的灵敏度。这就是与红、绿、蓝相对应的波长，将这3个波长传感器的感受情况转换成各种色彩系列。椎体细胞把这些波长的不同信息送至大脑。

大脑接收由椎体处理过的信息,立刻就对物体发出的光的波长进行详细分析,根据不同的波长识别物体的色彩是什么颜色。分析的结果,如果是称为红色的光波,就将物体的色彩定为红色。正因为这一原因,即使是同一个物体,不同的人所看出的颜色有微妙的差异。

另一方面,称为杆体的细胞擅长于明暗。锥体细胞在判定色彩时发挥着重要的作用,但其最大的弱点是对明暗不敏感。与此相反,杆体细胞缺乏判断色彩的能力,但对明暗很敏感,尤其是在黑暗状态下可发挥出其实力。因此,在黑暗处看某一物体时,由杆体细胞代替椎体细胞将物体的信息传到大脑。

有了椎体和杆体这两种细胞,才能将多彩的物体信息传至大脑,决定物体的色彩和明暗,人才会认识物体。

分辨色彩的椎体细胞和识别明暗的杆体细胞

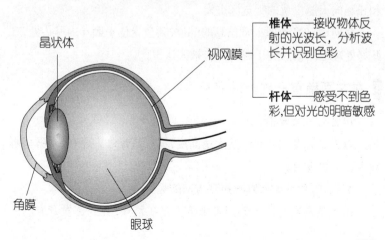

晶状体

视网膜

椎体——接收物体反射的光波长,分析波长并识别色彩

杆体——感受不到色彩,但对光的明暗敏感

角膜

眼球

可准确捕捉到从哪里发出何种声音的大脑结构

人会无意识听到声音。但所谓声音原本是空气的振动，而将它认识为声音的，也是大脑的重要功能。

▌从捕捉空气的振动开始

当人听声音时，一开始能听到的就是声音。

或许你也不曾想到，其实声音是从空气的振动开始的，或者是这些振动透过一些器官并经种种处理后才成为声音的吧。

振动是经过哪些渠道成为声音的呢？

如果物体移动，它就会形成空气的振动，耳朵中的鼓膜会捕捉住这种振动。

听小骨放大这种振动，并将其传到位于内耳中形似蜗牛状的耳蜗，振动就被转换成电信号。

转换成电信号的信息以延髓和脑桥的交界处为目的地，经中脑和丘脑向大脑皮质的听觉区进发。

该听觉区是处理听觉信息的部位，其位置位于颞叶内尽头处，在此经处理后的信息终于成为声音被人认识。

▌左右耳稍有一些时间滞后

声音有三大要素。

首先是强度（大小），其次是高度，第三是音色。还有，从哪里听到声音也很重要。

那么，听觉是如何判断声音方向的呢？

由于从左右耳进入的声音强度上存在差异，且到达发音源的距离右耳与左耳稍有不同，因此听到声音的时间上稍有一点点时间差。听觉区正是利用了这些微妙的差异。

即以声音的强弱或声音进入的时间差来决定声音的方向、判断发声地点。

所谓的耳、耳穴是外耳；将其里面鼓膜和听小骨的部分称为中耳。中耳再进去将耳蜗、前庭和三半规管统称为内耳。

在耳聋中，对外耳、中耳异常引起的重听称为传音性耳聋，可佩戴助听器加以矫正，而且也有办法用手术治愈。但以内耳异常为原因的感音性重听就较难治疗。

然而，也有用最近研制出的人工内耳能恢复大部分听力的实例，这对耳聋者而言，是一个较大的福音。

大脑的听觉区一旦发生障碍，就会失去声音的内容、意义和方向感，形成所谓的"听觉失认"、"皮质聋"状态。

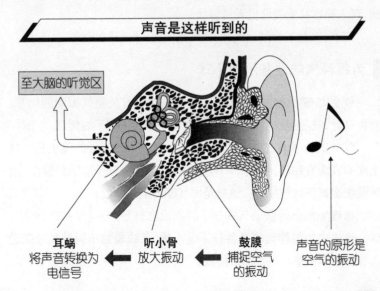

声音是这样听到的

至大脑的听觉区

耳蜗
将声音转换为电信号

听小骨
放大振动

鼓膜
捕捉空气的振动

声音的原形是空气的振动

多达5 000万个嗅觉细胞嗅出气味的微妙差异

闻出物品气味的是嗅觉。这种能力对所有动物而言,可以说是左右生存的重要功能。人是如何闻出物品气味的呢?

▌连交配、繁殖都离不开重要的"气味"

人主要是对食物需要嗅觉。嗅觉能否判断出腐烂的食物,这直接关系到人的生存。

还有一种动物是通过气味来决定交配对象,即"闻"的行为关系到这一物种的生存。

此外,人们都知道大马哈鱼或海龟会回到自己出生的地方产卵。大马哈鱼或海龟能返回原出生地,也是因为它们能准确地记住该处水质的气味。因此,嗅觉对所有的动物而言是不可或缺的功能,当然,对人而言其重要性也无可替代。

那么,人是怎样闻出气味、判断这气味"原形"的呢?

▌为每种气味准备的嗅小球

视觉是接收有关光的信息,听觉是接收有关空气振动的信息。要说嗅觉,就是接收空气中的化学物质——气味分子的信息。

气味的分子首先从鼻孔(鼻腔)到达位于其深处的嗅上皮。嗅上皮的表面有黏膜,其内部有嗅觉细胞,而气味分子溶于黏膜中,由嗅觉细胞捕获这些分子。这就是闻气味的第一阶段。

由嗅觉细胞捕获的气味分子转换成电信号,经嗅觉神经抵达嗅球。嗅球中为每种气味准备好了嗅小球,气味根据不同种类分别进入各自的嗅小球。这是第二阶段。

进入嗅小球的气味信息再继续转移,先到达梨状叶,再从梨状叶经丘脑或下丘脑向大脑皮质的嗅觉区进发。而且在该嗅觉区能判断这是什么气味。

虽说最初捕获气味分子的是位于嗅上皮内的嗅觉细胞,但人的该细胞数多达2 000万至5 000万个。而嗅觉灵敏的

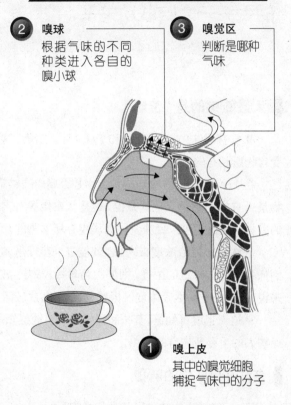

气味是由鼻子深处探测到的

2 嗅球
根据气味的不同种类进入各自的嗅小球

3 嗅觉区
判断是哪种气味

1 嗅上皮
其中的嗅觉细胞捕捉气味中的分子

狗该细胞数多达1亿至2亿个,故可认为嗅觉越灵敏的动物,该细胞数就越多。

而且气味也有多种多样,因此备有各种类型的细胞。有的认为其种类有500种,也有的认为有1 000种。每种气味通过不同的组合可同时使数种嗅觉细胞产生兴奋,所以能感觉到的气味种类真是多得不计其数。

说起来只是一个"闻"字,但其中却调动了各种各样的功能。

远比享受美味更为重要的舌头—大脑联动关系

说起味觉,使人联想起"美食家"这一词汇,但现实中味觉并不仅仅是品尝美味的悠闲的世界。大脑始终在判断着食品的危险性。

▌人最敏感的是"苦味"

味觉有甜味、咸味、酸味和苦味4种。当然,这些不仅仅是为享受食物所具有的感觉。

在4种类型中,酸味是感觉食物是否腐烂的感觉;苦味是感觉食物是否有害的感觉。也就是说,这是从腐烂或有害物质中保护自身的感觉。因此也可以说味觉是人类生存所必需的功能。

从感觉味道的浓度来考虑,就能进一步理解其功能。假如从高到低列出感觉味道的浓度,则依次为甜味、咸味、酸味和苦味。反过来说,也就是苦味尽管浓度低但感觉灵敏,其次较敏感的是酸味。

从这点也就可知道,苦味和酸味可敏锐地感知危险性,能发挥出保护人的生存所应有的作用。

▌多达8 000个的味蕾

那么,感知味觉的过程又是怎样的呢?

首先,感知味觉的感觉器官称为味蕾。当伸出舌头时,就能看到舌头上有乳头般粒状突起物,而味蕾就在这乳头内。它呈花蕾般形状,故称其为味蕾。人的味蕾多达8 000个,不全只在舌头上,还存在于颚(上颌)、咽头、喉头等处,但舌头上最多。

人首先是通过位于此味蕾中的、称为味觉细胞这一细胞来捕捉有味道的物质。

味觉细胞呈橄榄球状,味觉信息在此被转换成电信号,电信号传至味觉神经,经延髓、脑桥和丘脑最终到达大脑皮质的味觉区。

■ 在大脑内的"味觉数据库"进行比对

但是,味觉区不仅仅是判断甜味、咸味、酸味还是苦味。味觉区是迅速调出有关味觉的以往记忆和经历,与眼前的味觉进行比对,随后判定这是属于什么味道。换言之,到达味觉区的信息充其量也只不过是一种材料。而且还要将这种材料与计算机内庞大的数据库对照查询,这样才能辨别其独特的味道。与以往的经验比对后认为其酸味或苦味为"可疑物"时,就会开始向大脑发出"危险"这一红色信号。

平时我们在吃一些食物时完全意识不到,但大脑对"味道"就是这样发挥作用的。

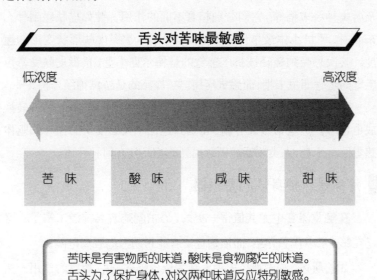

舌头对苦味最敏感

低浓度　　　　　　　　　　　　　　　　　　高浓度

| 苦味 | 酸味 | 咸味 | 甜味 |

苦味是有害物质的味道,酸味是食物腐烂的味道。舌头为了保护身体,对这两种味道反应特别敏感。

身体哪部分疼痛? 如果不能感知这些就不能生存

触觉如文字所示,是指碰触到某物时所感受到的感觉。但其结构复杂,且种类也多种多样。因为察觉危险是其首要任务。

▌核心还是复杂的"皮肤触觉"构造

触觉主要是通过皮肤感受外界的信息。成人皮肤的平均面积虽约为1.8平方米,而这皮肤却是触觉的窗口。

皮肤是如何感受到刺激的呢? 首先,接受碰触感觉的地方称为"触点",在其下面隐藏着许多的感觉器官,这些器官称为环层小体(潘申尼小体)、触觉小体(麦斯纳小体)、梅克尔小盘、鲁菲尼末梢以及游离神经末梢等,它们分别起着不同的作用。譬如皮肤碰到什么东西时,环层小体最早作出反应,触觉小体掌握皮肤形状变形的速度。其次感受到轻轻被挤压感觉的是梅尔克小盘,负责皮肤受牵拉感觉的是鲁菲尼末梢,而感觉疼痛、热、冷感的是游离神经末梢。

与视觉和听觉一样,这些感觉器官捕捉到外界信息后,将其转换成电信号。这些信号经脊髓、丘脑到达位于大脑皮质的顶叶的躯体感觉区。于是,人类才能辨别触摸到的物品具有何种性质。

▌疼痛是保护身体的警报器

在触觉器官中尤其值得一提的,恐怕就是游离神经末梢了。这已在第4章中作了介绍,而该感觉器官能帮助人们脱离危险。

如前所述,游离神经末梢发挥着感觉疼痛、热、冷感的作用。热感与痛觉确实有关联,若用碰过辣椒的手去揉眼睛,在眼睛黏膜感觉疼痛的同时，还会感觉有热感。其理由实际上非常简单，因为热感和疼痛感觉被混合成共同的受体蛋白。人们发现该受体蛋白竟是一种结合有辣椒的辛辣成分——辣椒素的蛋白质，并称其为辣椒素受体。它可接收伤口产生的致痛物质。

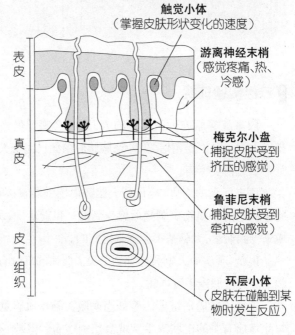

皮肤是保护身体的最前沿阵地

触觉小体
（掌握皮肤形状变化的速度）

游离神经末梢
（感觉疼痛、热、冷感）

梅克尔小盘
（捕捉皮肤受到挤压的感觉）

鲁菲尼末梢
（捕捉皮肤受到牵拉的感觉）

环层小体
（皮肤在碰触到某物时发生反应）

表皮

真皮

皮下组织

　　这些刺激转换成电信号后形成疼痛的信息，经脊髓、丘脑到达位于大脑皮质的顶叶的躯体感觉区。躯体感觉区立即开始分析工作，确定这疼痛是哪层皮肤的创伤，最后发出警告。如果没有通报疼痛部位的系统，就不可能知道哪里的细胞受伤、或将死亡。在不知晓的情况下置之不理的话，有时会变成致命伤，或许还会涉及生命。

　　触觉在带来"触摸乐趣"的同时，也是维持生命的警报装置。

失去了的手臂产生疼痛！所谓幻肢痛究竟为何物

幻肢痛——是指因伤、病失去了的手臂或脚有时产生疼痛。是否大脑发生了某种错觉？

▌已经实验证实

因事故等原因失去手臂的人，有时会感觉失去部分产生痛感。或许人们一时不能相信，但即使胳膊肘前面已完全失去，有时也会感觉手掌或指尖疼痛。

原来所谓的疼痛，应该是大脑经由感觉器官接收到遭破坏的细胞中析出的致痛物质刺激后感受到的。也就是说，只要皮肤未受伤或未受到刺激，大脑是不会感觉疼痛的。

但是，现实中大脑会感觉到已失去肢体的部分有痛感，往往在感觉上感到皮肤或手臂疼痛。

这已由实验所证明。譬如当刺激大脑皮质感觉疼痛的部位时，与此疼痛有关的皮肤或手臂就会感到疼痛。但是，实际上皮肤或手臂并无疼痛的迹象。

▌只要有大脑就会感觉疼痛

假设有人因交通事故失去了右臂。

当然，他已没有右臂。正因为没有右臂，所以其右臂不应该感觉疼痛。

从常识上来说，任何人都会这样想。

但是，现实比小说更离奇。

尽管右臂已不存在，但当刺激与其右臂相关的大脑皮质部位时，他明显会感到右臂疼痛。这在医学上称为"幻肢",并已证明这疼痛不是右臂,而是支配右臂感觉的大脑所感受到的疼痛。

这并非虚拟世界里的童话。美国神经学家V·S·拉玛羌德兰等所著的《大脑中的幽灵》(角川书店)中描述了幻臂感觉疼痛患者的情况。

根据书中所述,某业余运动员在一次摩托车事故中失去手臂后,一直有"幻臂"在活动的感觉:失去的手在空中翩翩舞动,甚至还能伸手"抓住"咖啡杯。而且当拉玛羌德兰冷不防抽走杯子时,他痛得惊叫起来。

当然,失去了手臂的患者不可能抓住咖啡杯。

但是,他大脑中产生错觉,以为抓住了咖啡杯,并感到手臂疼痛。这正是幻肢痛。

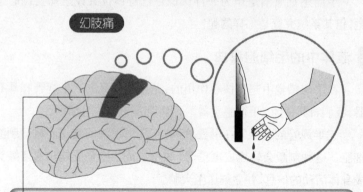

即使失去手臂,指尖还会疼痛

幻肢痛

感觉疼痛的并非是身体,而是大脑中的躯体感觉区。若失去手臂后(错误的)信号仍到达大脑的躯体感觉区,则大脑就会判断为手臂疼痛

何谓告知身体已倾斜的耳朵深处的"毛细胞"

仔细想来真是不可思议，即便头稍稍转动，映入眼帘的景象却纹丝不动。这多亏有了从内耳连接到大脑的平衡感觉。

▌是什么支撑着铃木一郎的高击球率？

美国职业棒球大联盟(MLB)选手铃木一郎有着超一流的控球力绝技，他总能在击球姿势快要失衡时，以球棒的得力处击球。要说他技术高超也不过如此，但他那"摇摆中的稳定打法"简直不可思议。

我们能笔直站立，抑或铃木一郎选手的"钟摆"打法，都是平衡感觉所赐。

人就是依靠这种感觉绝妙地取得了平衡。

平衡感觉原本是作为一种认识自己身体位置或运动变化的感觉，但其系统究竟是怎样的呢？

▌液体中的毛细胞弯曲

在平衡感觉中起到核心作用的，是位于内耳的三半规管和耳石器，我们将其称为"平衡感觉器"，两者都是带毛的毛细胞。

三半规管的毛细胞在淋巴液中，毛随淋巴液的流动而飘动刺激细胞。这种刺激会转换成电信号，该信号成为感觉旋转和速度等头或身体活动的信息，并立刻送至大脑。

另一方面，耳石器的毛细胞位于承载耳石的果冻状液体中。毛细胞因该液体的变化而弯曲，这一变化会变成电信号送至大脑。耳石器中的这一信号，是有关头部倾斜等的信息。

因此，两个平衡感觉器的信息通过脑干等到达小脑，小脑开始工作。

小脑大体上呈椭圆形，它首先对三半规管和耳石器送来的信息进行分析,并以此为基础展开各种活动。

譬如控制眼球,以免头转动导致映入眼帘的图像也抖动,并保护身体在不稳定状态下不至于倾斜。

运动员一郎以看似不稳定的姿势却能发挥绝妙的球棒控制,这也是由于来自两个平衡感觉器的信息和以此为基础进行分析、保持身体平衡的小脑的缘故。

为保持平衡的行为作出贡献的,不仅仅是平衡感觉器。视觉参与了控制眼球,为了身体不至于倾斜,还调动了肌肉和关节。即为了保持平衡、维持日常生活,平衡感觉器和许多的感觉或器官是相互协调的。

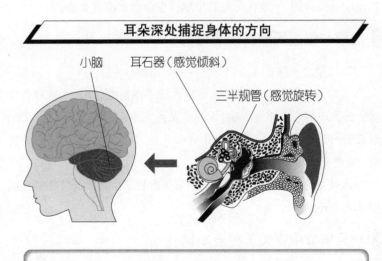

耳朵深处捕捉身体的方向

小脑　　耳石器(感觉倾斜)

三半规管(感觉旋转)

当身体倾斜或歪斜时,信息会送到小脑,纠正姿势

一旦刺激摄食中枢，老鼠会一直不断摄食

假如大脑某部分失灵，即便肚子饿了也什么都不想吃。吃得香甜、适度饮食这些日常的生活，其实都是由大脑维系着。

▎下丘脑发出"肚子饿了"的信息

说到大脑时经常出现的丘脑，是位于脑干的最上部，里面充满着许多较小的神经细胞群。各种各样的感觉信息进入此处，并经此被传递到大脑皮质的感觉区等处。

在该丘脑下方的就是下丘脑，它大致位于大脑的中心部位。该部位的首要作用，一般认为是产生维持生命所必需的欲望。

▎空腹和饱腹周而复始的结构

这欲望之一就是食欲。

人如果饿了总想吃些什么食物。肚子饿得慌时，若不吃些食物就会感到不舒心。不言而喻，因为这关系到生命的维持。反之，恐怕谁都曾有这种经历：如果放纵食欲而吃得过饱，则会产生这样的感觉：看也不想看一眼食物……

人就是通过空腹和饱腹的周而复始维持着生命。而且控制食欲的就是下丘脑。

▎一旦摄食中枢失灵将会如何

下丘脑中控制食欲的部分分成两种功能。

一种是要让人吃食物的功能，另一种是要终止进食的功能。前者称为"摄食中枢"，而后者称为"饱食中枢"。

摄食中枢位于下丘脑靠外的位置,如果刺激此处,动物就会没完没了地不断进食。这已为实验所证明。

譬如对老鼠的摄食中枢施以电刺激,这只老鼠就发挥出旺盛的食欲,不管胃中的情况如何,它会不断地进食,无论吃到多么饱,它都绝不会终止进食。

停止刺激时才能终止它进食。摄食中枢发出了怎样的指令,通过这一实验结果就很清楚了吧。

假设如果摄食中枢失灵了,这会让人不寒而栗。如果摄食中枢功能停止,当然就不会产生食欲,即便饿极了都不想吃食物。这无异于临近死亡的状态。

这样想来,为"今天午餐吃什么好呢?"而犹豫或者为"因盛夏食欲减退"而烦恼,这也许可以说是情况正常的证明。

控制食欲的摄食中枢和饱食中枢

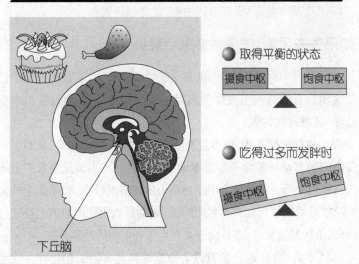

取得平衡的状态

摄食中枢　　饱食中枢

吃得过多而发胖时

摄食中枢　　饱食中枢

下丘脑

决定"进食"和"停止进食"的是葡萄糖

与摄食中枢相反,还有一个是人在吃饱后停止进食的中枢。吃得过多而稍显发胖的人大脑的一部分失灵了?

▌一旦刺激饱食中枢……

如前节所述,下丘脑中控制食欲的部分分成两种功能。一种是让人吃食物的功能,另一种是终止进食的功能。前者称为"摄食中枢",后者称为"饱食中枢"。

摄食中枢位于下丘脑靠外的位置,而饱食中枢在下丘脑的内侧,它与摄食中枢具有正相反的功能。摄食中枢会增进我们的食欲,而饱腹中枢是让人停止进食。

根据老鼠等的实验,如果刺激饱食中枢,则动物会不吃任何食物。

即便几近空腹,只要刺激该中枢,就会拒绝进食。

▌如果失去平衡,吃得过多就会肥胖

如果摄食中枢遭到破坏,则完全感觉不到食欲,这在前一节中已作了说明。有时这甚至直接关系到生死存亡。那么,假设饱食中枢遭破坏,又将会如何呢?

万一饱食中枢失效,就不会发出"停止进食"这一命令,此时包括人在内的所有动物都会不加思索地不断进食。这不又是令人不寒而栗的一种想象吗。虽然饱食中枢完全失效的情况较少,但实际上确有陷入功能衰竭的情况。果真如此的话,就会开始出现所谓的吃得过饱的倾向,不久就会发胖,而且会迎来产生各种疾病的严重事态。

即便不会患病,或许会有读者介意吃得过多而引起肥胖。这吃得过多是因为摄食中枢和饱食中枢失去平衡所致。

即正常的摄食中枢会发出"请尽情地吃"这一命令,而饱食中枢"快停止进食"的命令却显得软弱无力。这样一来,两个中枢失去平衡,"吃"的欲望超过了"停止"的需求。

那么,驱动摄食中枢和饱食中枢的机制又是怎样的呢? 其关键就是血液中的葡萄糖和一些激素。大脑是以血液中的葡萄糖为营养源,当葡萄糖减少时,摄食中枢产生反应,劝人"快进食"。反之,当葡萄糖过多时,饱食中枢产生反应,发出停止信号:"快停止进食"。即葡萄糖的调整驱动着摄食中枢和饱食中枢、绝妙地控制着食欲。

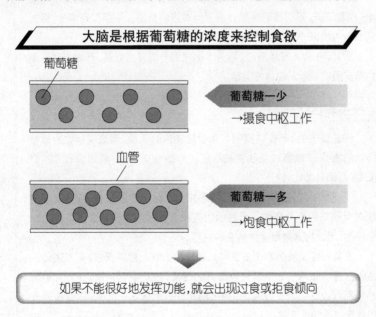

大脑是根据葡萄糖的浓度来控制食欲

葡萄糖

葡萄糖一少
→摄食中枢工作

血管

葡萄糖一多
→饱食中枢工作

如果不能很好地发挥功能,就会出现过食或拒食倾向

所谓爱，就是两个人表皮的接触

皮肤的刺激孕育着男女之爱

正如本章中所述，触觉有着复杂的构造。

当身体接触到某样东西时，接受这种感觉的称为触点。在其下面隐藏着许多感觉器官，由这些感觉器官捕捉外界的信息，然后转换成电信号。该信号经脊髓、丘脑到达位于大脑皮质的顶叶的躯体感觉区。因此，人才能辨别皮肤接触的物体具有怎样的性质。

这种感觉也是为男女爱情牵线搭桥的感觉。恋爱中的男女手牵着手、挽着胳膊，通过皮肤接触分别感觉对方的情感。不仅仅是感觉，通过这些行为将进一步提高一体感。

因此，在提高整体感时，两个人的电信号同样经脊髓、丘脑抵达位于大脑皮质的顶叶的躯体感觉区。

握手和性交一样吗

但最重要的，是皮肤接触本身就是爱情的表现，而且可以说也是性行为的表现。"仅通过皮肤接触不应认为是性交"——看来会有人这样反驳，但果真如此吗？

仔细想一想，接吻是嘴唇和嘴唇相互接触的皮肤触觉，而性交时也是男女皮肤的全身接触。男性的阴茎和女性的阴道也是皮肤之间的相互接触，因此将这摩擦称为性交的快感。

爱情和性交就是通过皮肤如此表现的。就此意义而言，可以说无论是相互握手或者挽着胳膊还是最终的性交，性质完全相同，而且其中触觉是不可或缺的。反过来说，如果动物没有触觉这一感觉，则爱情的表现将变得平淡而乏味。

一位医学专家留下了这样的名言："所谓爱，就是两个灵魂的和谐与两人表皮的接触。"

可以说，正是这句话道明了爱情和触觉的所有关系。

第7章

记忆——充满奥秘的机制

正因为记忆和梦还未能完全

解释清楚，因此才想了解

记忆、忘却——
记忆世界中充满了"不可思议"

因年龄而衰退的记忆能力

喜欢的事不知不觉中就会记住,学习或工作中往往是迫不得已才必须记忆。另一方面,无意之中会忘记应该记住的事,而一旦忘却的事却怎么也想不起来。

大概谁都会有这种经历吧。

在10岁至30岁时,既记得快又不易忘记。但随着年龄的增长,记忆所需的时间会逐渐变长,记住后也会马上忘却。

记忆,既是大脑的一个重要功能,但又是充满了许多不解之谜的领域。人是如何记忆的,又是怎样忘却的呢? 其机制究竟是怎么回事?

这是本章节的主题。要说记忆,实际上有各种类型。记忆的本质也因记忆对象而不同,这样的话,则记忆所调动的系统也不尽相同。

譬如,既有掌握语言或知识的记忆,又有通过图形或色彩领会的记忆。这些看似相同的记忆,却似乎有着完全不同的记忆回路。

记忆也有各种类型

人不仅有用大脑领会的记忆,还有用身体领会的记忆。

人们很难忘却少年时代玩得很开心的足球或篮球。即便有很长一段时间不玩,一旦手中拿到了球,以往的记忆就会复苏。

这与用大脑掌握的记忆不同,是一种用身体领会的记忆。当然,手或脚本身没有记忆功能,所以这还是记在大脑某处的一种记忆,但这系统的奇异性不禁引起了我们的好奇心。

　　如果记忆系统已阐明，或许可找到记得更多的方法。即便记不住很多东西，或许也能甄别哪些必须记忆的和不需要记忆的。

　　这对商务人员来说，应该是非常有效的武器。

　　记忆、忘却的机制，恐怕对任何人来说都是一个极感兴趣的问题。

　　要找到这一奥秘，只有了解记忆系统。人类究竟是如何进行记忆、并将其收藏在记忆之屋的呢？

令人难以理解，因此形成奇妙的"记忆"世界

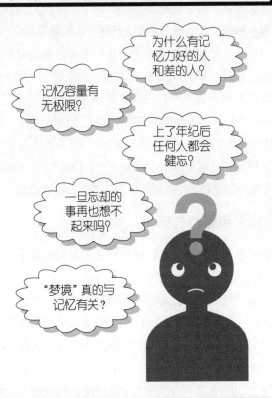

为什么有记忆力好的人和差的人？

记忆容量有无极限？

上了年纪后任何人都会健忘？

一旦忘却的事再也想不起来吗？

"梦境"真的与记忆有关？

骑自行车方法与初恋的回忆是不同的"记忆"

虽说是记忆,但它不只有一种。骑自行车方法、初恋的回忆、学习历史等等,记忆的方法各不相同。

▋用身体领会的"程序记忆"

既有用大脑领会的记忆,也有用身体领会的记忆。首先让我们来看一下用身体领会的记忆吧。

提起用身体领会的记忆,就会联想到身边的骑自行车方法。

谁都不是一开始就会骑自行车。小孩子最初都是骑带辅助轮子的,先记住保持平衡的方法,不久再骑没有辅助轮子的自行车,当长大后就会骑成人用自行车了。而且一旦掌握了骑自行车的方法,以后就再也不会忘记。即身体已掌握了骑自行车的方法。

这就是用身体掌握的记忆,医学上称之为"程序记忆"或"技能记忆"。

与此相比,所谓用大脑领会的记忆,是指掌握语言或图形的记忆。相对于程序记忆而言,这在医学上称为"陈述性记忆"。

▋初恋的回忆和郊游的风景

用大脑记住语言或图形的陈述性记忆可分为两种类型。其中一种称为"情景记忆",另一种称为"语义记忆"。

所谓情景记忆,换言之就是纪念性记忆。比如谁都会有少年时代初恋的回忆,或者是郊游中所看到的难以忘怀的景色等。即便不是这种遥远的记忆,在几周前吃过的香甜美味的蛋糕等可能也会难以忘却。这就称为情景记忆。

在这情景记忆中又可分为两种:语言记忆和非语言记忆。所谓语言记忆是指少年时代初恋的回忆等情况；而郊游中所看到的难以忘怀的景色称为非语言记忆。

何谓语义记忆

另一种所谓的语义记忆是什么呢？

这是指多次反复领会的记忆。譬如在学校学习历史时反复记忆某个事件是在什么时候发生的；再比如英语的单词和语法也必须反复记忆。这就是语义记忆。

在这语义记忆中，与情景记忆相同，也有语言记忆和非语言记忆这两种类型。

这里所说的语言记忆，就是指学习历史时反复记忆某个事件是在什么时候发生的。

与其相反，去看展览会时，往往会发现在这种场合经常看见的绘画作品："呀！这是塞尚的画。"

相对于语言记忆而言，这一般就称之为非语言记忆。

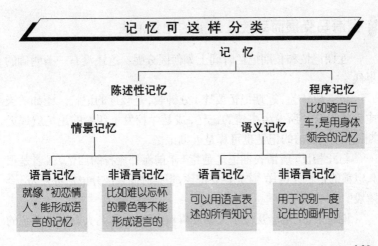

记 忆 可 这 样 分 类

记 忆

陈述性记忆 / 程序记忆（比如骑自行车，是用身体领会的记忆）

情景记忆 / 语义记忆

语言记忆（就像"初恋情人"能形成语言的记忆）/ 非语言记忆（比如难以忘怀的景色等不能形成语言的）/ 语言记忆（可以用语言表述的所有知识）/ 非语言记忆（用于识别一度记住的画作时）

还有无数不解之谜！时间和记忆与大脑的关系

既有2周前的记忆，也有2～3分钟前的记忆。记忆与时间处于怎样一种关系呢？而且大脑会进行时间区分吗？

▌短时记忆是1分钟以内的记忆

想要用公用电话给某人打电话时，先要回忆记在通讯录上的电话号码，然后再打电话。但在打完电话1分钟后，就会完全忘却对方的电话号码。这种经历一定谁都会有。

这种短时间内记住、又马上忘却的记忆称为"短时记忆"。

这时，虽说失去了那些记忆，但并不构成什么重要的问题。充其量也就是"不够注意"，医学上这并不包括在记忆力衰退的范畴内。

这种短时记忆一般是1分钟以内的记忆，而时间上比它长的记忆称为"近期记忆"。更有比近期记忆时间长的记忆，这称为"长期记忆"。

▌因海马受损而致使几天前的记忆消失

近期记忆和长期记忆时间上如何区分呢？这还没有一条明确的界线。

但一般认为，近期记忆要比1分钟长，是较近的记忆。比如前天或大前天公司所发生事情的记忆，或是学校发生纠纷的记忆就属近期记忆。1周前的记忆也可算是近期记忆。

与此相反，所谓长期记忆是指1年前海外旅行的回忆，或者是很久以前的记忆。这样，首先就要记住，根据时间来区分记忆可分为3个阶段。

说起来，记忆涉及位于大脑皮质靠内侧的、称为大脑边缘系统的部分。该大脑边缘系统是涉及喜怒哀乐和本能冲动的旧大脑。

大脑边缘系统由杏仁核、海马和扣带回等组成,但其中与记忆关系密切的是海马及周边的区域。前一节中所述的程序记忆和陈述性记忆就是如此,而且在时间性记忆中,近期记忆与海马关系特别密切。

近期记忆与海马之间的关系因海马受损事例已得到确定。

譬如海马受损伤的人,能较正确地记住一两年前的事,但昨天或前天的记忆却含混不清。这意味着海马受到损伤,因此长期记忆还属正常,但已失去近期记忆。

海马一旦遭到破坏,获取记忆的功能将受到严重损伤,因此就记不住近期的事。

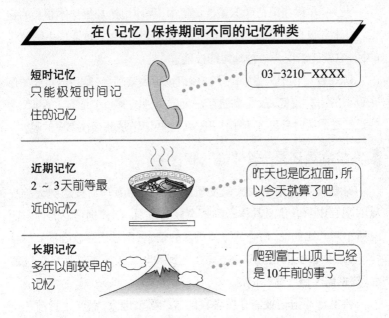

在(记忆)保持期间不同的记忆种类

短时记忆
只能极短时间记住的记忆

03-3210-XXXX

近期记忆
2～3天前等最近的记忆

昨天也是吃拉面,所以今天就算了吧

长期记忆
多年以前较早的记忆

爬到富士山顶上已经是10年前的事了

记忆被储存在大脑的何处

人能够储存下难以想象数量的记忆。但这些记忆是储存在大脑的何处呢？这是个难以回答的提问。

▌可容纳各类记忆的大脑

正如前一节所述，记忆有3种类型：1分钟以内的短时记忆；时间上比它长的近期记忆以及更长的长期记忆。

其中，短时记忆不久就会消失，因此不需要储存记忆。

此外，在程序记忆和陈述性记忆中，程序记忆是用身体领会的记忆，因此会很自然地认为其程序被收藏在小脑中。如果是小脑记忆的话，它就能表现为一种身体的技能。

陈述性记忆则另当别论了。该记忆用大脑领会，是用语言或图形来表现的一种记忆，故需要储存在大脑另外的某一个地方。否则，这些记忆在需要时就发挥不了作用。那这些记忆是储存在哪里的呢？

▌其机制虽还是一个"谜"，但……

来自外界的信息经大脑皮质的感觉区和海马后被送到大脑皮质的联合皮质。信息具体送到哪个联合皮质，则根据信息的内容而有所不同。比如说，若是从眼睛进入的信息，则被送到联合皮质的枕叶，若是词语类的语言信息，就被送到颞叶。因此在抵达各自区域后，根据需要储存这些记忆。

要说这些记忆被储存在各自区域的哪个地方，医学上目前还未明确。非要说的话，则在陈述性记忆中，记忆以往的事情或情景，即所谓的情景记忆，可认为与海马及其周边、丘脑前内侧部以及基底前脑有关。

海马本身具有存储记忆并进行分类的功能,当分类工作一结束,就会将信息送至大脑的其他部位。一般认为,它作为一个应对新信息、修改记忆的装置,是最合适的器官。

即较新的记忆被储存在海马及周边,而长期记忆这种很早以前的记忆被储存在颞叶等大脑皮质内。而且在储存的记忆中,会留下需要的部分,抹去不需要的部分,而起到这些作用的就是海马。

因此,人的记忆储存在大脑的何处,不是三言两语能说清的事,因为它是根据信息的种类而形式多样。总之,有一点似乎可以确定,这就是记忆是以海马为中心进行整理的。

在医学界中,记忆是如何进行储存的也是一个重要的课题,目前尚在研究之中。我们正期待着早日能了解记忆世界的全貌。

记忆是由海马及其周边进行整理的

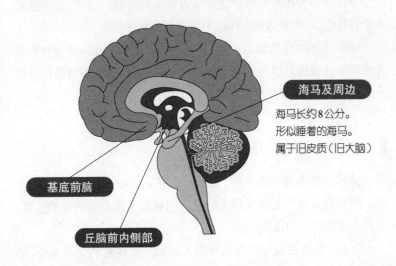

海马及周边

海马长约8公分。
形似睡着的海马。
属于旧皮质(旧大脑)

基底前脑

丘脑前内侧部

有专门负责记忆脸部的细胞

与人见面时，人们总是先看对方的脸来记住他。通过探索大脑的结构可知，对于脸部有一个特别的记忆系统在发挥作用。

▌能识别许多张面孔的"脸细胞"

在陈述性记忆中，情景记忆中的一种称为非语言记忆。虽然这是指旅行中的风景等，但记忆别人的脸也是这种非语言记忆的一种。

但是，即便同样是非语言记忆，记忆脸部与记忆旅途中的风景等有着原则区别。不可思议的是人具有记忆脸部的特殊系统，并能通过该系统来辨别他人的脸部。

对人的脸部作出反应的是颞叶皮质这一区域。

颞叶皮质原本是作为认知形状和图形的区域，它是捕捉从视觉信息中得到的物体形状等使之形成有含义的信息。因此，如果该部分受到损伤，即使看得到物体也不能理解它是什么。

识别脸部时也是调动了这一颞叶皮质，它是依靠眼睛看到的信息来判断这张脸是谁。要说是哪部分判断这张脸的，那就是位于颞叶皮质中、会对脸部作出反应的神经细胞。

该神经细胞称为"脸细胞"。

▌婴儿首先是记住母亲的脸

该脸细胞是与生俱来的，但实际上开始活动是在出生后2周左右。而且婴儿首先是记住母亲的脸。当被母亲抱着看到她的脸时，婴儿会露出安心的微笑。

其后，婴儿还会记忆自己身边人的脸。大体是从父亲开始，会

——记住为婴儿庆祝生日的亲戚们,如果是在医院,还会记住护士们的脸。能做到这一点的,就是颞叶皮质的脸细胞。

对眼睛的反应要比对鼻子和嘴巴更敏锐

脸细胞并不是对脸部的任何部位平等进行记忆的,而会对眼睛作出敏锐的反应,就是会印象深刻地记住对方长着一副怎样的眼睛。

继眼睛之后产生反应的是鼻子和嘴巴。这也是因为鼻子和嘴巴比起脸颊来更具有决定脸部特征的缘故。

这种脸部的记忆能力随着年龄的增加会有所变化。

识别脸部的能力在10岁前快速发展,此后会一度停顿,从13岁左右起该记忆力会再次提高,到20岁前后达到顶峰。此后逐渐走下坡路,年龄越大,就越记不住对方的脸。

记忆脸部的能力仍抵挡不住年龄。

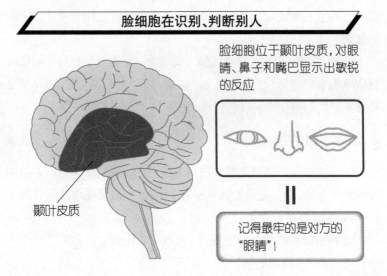

脸细胞在识别、判断别人

脸细胞位于颞叶皮质,对眼睛、鼻子和嘴巴显示出敏锐的反应

颞叶皮质

=

记得最牢的是对方的"眼睛"!

在交谈中大显身手！所谓工作记忆

记忆不能总是放在抽屉里不用。即便是与别人交谈这种极普通的日常行为，记忆也会被频繁地存入、取出。

▌沟通中记忆不可或缺

再来回顾一下人在交谈时的过程是怎样的？

假设A和B两个人在交谈，其主题是法国餐和意大利餐哪种好吃。假如A首先说料理要数法国大餐最好吃了，B暂且记住A讲的话，但强调还是意大利餐好吃。此时，A也记住B讲的话，并且要说明法国大餐比意大利餐味道更好。

结果，A和B暂且都记住了对方讲的话，并在此基础上强调自己的看法。为了理解对方的看法并进行沟通，首先，记忆这一行为不可或缺。而且有时还必须唤回很久以前的记忆，将它补充为自己主张的依据。

这样，根据情况进行短时记忆，或者为了交谈而暂时储存记忆或任意唤回长期记忆，当这种情况一结束，就消除不需要的记忆，将它放回到记忆的储存中。我们将这一过程称为"工作记忆"。

▌为特定目的所用的记忆

除了交谈之外还会频繁地使用工作记忆。譬如在便利店购物或要买几本书时，会一边回忆钱包里有多少钱，一边记住想要购买物品的价钱，再计算是否要买。

这种情况在收银台付完钱时，大脑中的计算记忆会忘得一干二净。这也是"工作记忆"。

那么,短时记忆和工作记忆决定性差异是什么呢?

所谓短时记忆,是指无论何事不讲战略地短时间记住。而工作记忆是指为某一特定的目的或工作进行记忆、或唤回记忆。前面提到的A和B的情况,那是基于某一主题的交谈。这并非是为记忆的记忆,而是迫于需要的记忆。这一点就是两者决定性的差异。

当然,并不能说因为是工作记忆,就把所有的记忆都抹去。如果是需要"法国大餐真的好吃?"这一信息,那这记忆就会被储存起来。当便利店的价格也需要与其他店的价格进行比较时,也会被储存起来。

总之,在人们的日常生活中,工作记忆显示出了非凡的身手。

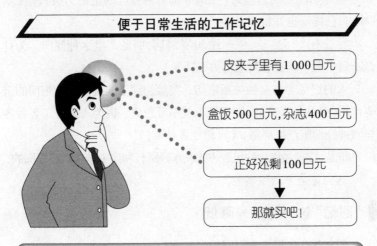

便于日常生活的工作记忆

皮夹子里有1 000日元

↓

盒饭500日元,杂志400日元

↓

正好还剩100日元

↓

那就买吧!

买好东西后,大脑中的计算忘得一干二净。任务完成后即消失,这是工作记忆的特征。

为什么会产生健忘

都说一到中老年记忆力就会下降。是因为记忆的脑细胞衰老吗？还是有其他的原因？

■ 一过50岁就开始"健忘"

年轻时一些小事都会记得清清楚楚,但一上了年纪,记忆就会变得模糊,尤其是想不起专有名词。

当开始注意到这些时,任何人都会对自己的记忆力失去信心:"唉,自己终于也开始衰老啦。"

尽管有个体差异,但一过50岁,就会明显产生这种倾向。为什么一到中老年就会感到记忆力下降呢?

人的记忆力与突触关系密切。突触起到了连接神经细胞间的重要作用,要是抽去突触,则记忆也就不可想象。因为人组合了各种各样的神经细胞产生突触,才可记住各种事。

但是,该神经细胞的组合方式在年轻时代和到中老年后是不同的。

这究竟是怎么回事呢?

■ "回忆"这一电信号降低

怎么会产生记忆力下降的呢?

若在年轻时,人会组合自己好使的神经细胞进行记忆。只有这样,神经细胞的组合才富于变化,才能便于记忆、提高记忆能力。

与此相比,一上了年纪,神经细胞组合的变化要比年轻时少,只能使用剩余的组合了。这就成为记忆力下降的主要原因。

另一方面,准确地说"健忘"与记忆力下降不是同一回事。

这是由调出已记住的东西所需的注意力和检索能力因年龄关系而降低所产生的。人在要回忆某些事时，必须向记忆回路输送"回忆XXX"这一命令。在这命令中需要有电信号。一般来说，如果送出这些信息，命令立刻就进入记忆回路，形成回忆这一行为。

但是，意识的集中能力较低时，命令不能立刻读入记忆回路。这样，回忆这一行为也就不能按预期产生。这就是"健忘"的实际状况。然而，这并不是失去记忆，健忘与失忆是完全不同的两码事。

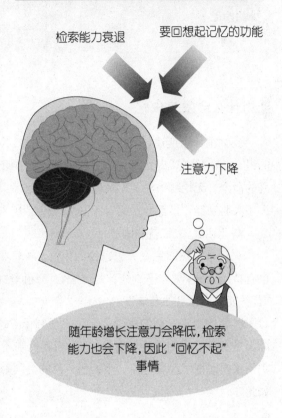

健忘是大脑内检索引擎的能力下降

检索能力衰退

要回想起记忆的功能

注意力下降

随年龄增长注意力会降低，检索能力也会下降，因此"回忆不起"事情

一旦"海马"受损伤就会失忆

"健忘"是暂时的症状。另一方面，失忆与大脑功能密切相关，有时还会出现不可思议的现象。大脑真可谓神秘无比。

▌为什么会发生失忆

正如前一节所述，因年龄产生记忆力下降，其原因在于神经细胞的组合，而"健忘"是因为注意力不够而不能很好地发出送到记忆回路的命令。无论哪一种，都会让人对记忆力感到不安，但这并不是丧失了大脑功能。谁都会在某一天发生这种经历。

与此相反，失忆就非同小可了。

失忆是突然间完全失去以往的记忆。失忆虽有发生几天的，但也有持续性的，更有不少情况是完全记不起以往的事情。对本人而言，只能说实在是件麻烦事。

其原因就连最新的医学都无法完全解释清楚。目前来说，认为原因是海马受损的理论较有权威性，而其机制还不清楚。但有一些实例报告印证了海马理论。下面所介绍的美国癫痫患者的病例就是如此。

▌摘除海马的患者患上失忆症

30多年前，美国有一名青年因严重的癫痫发作而感到极其痛苦。他去医院治疗，诊断结果，接受了海马周边大范围的切除手术。

然而，从此以后患者就失去了记忆。他不仅忘记了主治医生的姓名，还忘却了去厕所的路，最后甚至想不起二三天之前发生的事，完全陷入了重度的记忆障碍。

从表面来看,他与正常人没有丝毫不同,既能看报,又能与其他人正常交谈。而且完全看不出因失忆而发生智力或人格变化的痕迹,甚至还认为他智商较高。

但是,他记不得曾看过报纸,且与他人的交谈完全未留在记忆之中,甚至连自家的地址或回家的路都记不住。尽管如此,有时会发生一些不可思议的事:虽然完全失去了当前或一二年前的记忆,但往事却记得一清二楚。这一病例证明了一点:如果海马遭到损伤,虽不能记忆新的事物,但却会留存很多年前的记忆。从医学上来说,这就是所谓的纯粹记忆障碍。

从此以后,人们积极地开展了失忆与海马的关系以及与颞叶相关的研究。

总之,通过这些研究成果,已解开了失忆之谜,并且必将进一步探明记忆与大脑之间的奥秘。

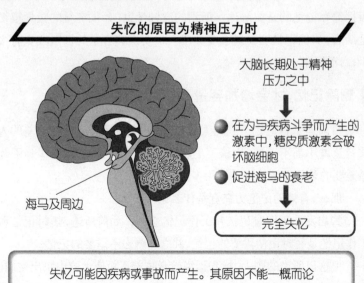

失忆的原因为精神压力时

大脑长期处于精神压力之中

⬇

● 在为与疾病斗争而产生的激素中,糖皮质激素会破坏脑细胞

● 促进海马的衰老

⬇

完全失忆

海马及周边

失忆可能因疾病或事故而产生。其原因不能一概而论

忘却也是一种才能？记忆力是这样决定的

"健忘"与"忘记不需要的记忆"意义不同。实际上所谓的记忆好，是取决于怎样能做到忘却。

▌记忆力的好坏由什么决定

人的记忆容量有无极限？这是一个很难的问题。

如前所述，短时记忆、近期记忆和长期记忆这些按时间记忆的类型各不相同，如果是不需要的内容，短时记忆会在1分钟内将其删去。工作记忆也类似于短时记忆，是为记忆交谈或计算所需的内容，但完成工作后，它也逃不出消失的命运。

于是，近期记忆或长期记忆能储存多少内容就成了一个问题。根据储存记忆的是突触这一所谓的突触学说，如果突触的数量很多且活跃，真的记忆容量就会变大吗？但要说其容量的极限究竟有多少，目前医学上还未搞清楚。

▌删除记忆，才会增加容量

目前连是否记忆力好的人其记忆容量相应就大、记忆力差的人其容量就小都不清楚，更谈不上容量是记忆力的决定因素了。因为最重要的是能有效储存并利用多少信息。

那么，有效的记忆力究竟是什么呢？

其启发在于短时记忆和工作记忆之中。如前所述，短时记忆和工作记忆是暂时记住需要的记忆，并立即删去不需要的记忆。

但这里所说的删去，换句话说就意味着不断使大脑中腾出空间。即通过删去不需要的记忆，产生能接受新记忆的余地。这样既能扩大记忆的容量,从结果来看,效率还更佳。

如果是这样的话,那日常生活中最重要的就是删去不需要的记忆。这就需要判断哪些记忆是需要的,而且只将需要的记忆留存在近期记忆中,并将其中最重要的内容深深铭刻在长期记忆中。当然,即便有意识要这样做也很困难,但至少理解这个道理并没有坏处。

如果随意储存不需要的内容,就会搞不清哪些记忆重要、哪些记忆是不需要的。如果真这样,在遇到紧急情况时,庞大的记忆就会变成无用之物。这既不能充分发挥工作记忆的作用,而且再没有比这效率更低了。

因此,忘却也是才能之一种。如何忘却,这也可以说是如何进行记忆的一条捷径吧。

只记忆有价值的信息

信　息

当不需要的记忆一多时,大脑的效率就会变差

忘　却

近期记忆 ➡ 长期记忆

正因为大脑会自动筛选信息,故就能记住事情

＝

也有一种理论认为,其记忆容量相当于几亿台个人电脑

突然想起"妈妈做的口味",是无意识中记忆的复苏

在盒饭店吃土豆烧肉时,突然会想起"妈妈做的口味"。是怎样的情节会让人复苏已经忘却了的记忆呢?

▌相隔多年仍会滑雪

相隔多年再去滑雪的人一旦站在滑雪场上时,他会完全忘记滑雪方法吗?当然不会。本人以为已忘记了滑雪方法会害怕站上滑雪场,但当一站到滑雪场上,出乎意外身体记起了滑雪方法。稍微练习一下,以往的感觉立刻就会复苏。

这究竟是怎么一回事?

这时,本人即便以为忘记了滑雪,但大脑仍记忆着滑雪的方法。当你站到滑雪场上时,这种记忆就会复苏,稍稍练习后就能和以前一样享受滑雪的快乐。

就记忆的类型而言,滑雪相当于用身体领会的"程序记忆",俗称为"技能记忆"。但就轻易能回想起很早以前的事这点来说,用大脑理解语言和图形的陈述性记忆也是如此。

▌无意识中的泛现

以为是忘却了,但实际上并未忘却,这无疑是奇异的体验。

突然回忆起某件事……这也可认为是记忆浮现在意识世界之中。虽然不会经常意识到这种情况,但会因某种契机而产生这种意识。

相反,未浮现到意识世界中时,这被处理为"忘却的事情",也可称为以往的记忆沉没在无意识世界中的状态。因此,即便想要努力回忆起来,这种努力也将化为泡影。

滑雪时,本人在无意识状态下身体 (实际上是大脑) 不断回忆起滑雪的方法,可以说是因为再次站到滑雪场上时唤醒了这种记忆。

■ 无数的记忆在等待被唤醒

这说的是什么意思?

这或许就是人的经验会成为记忆,并正等待着在无意识的世界中再次被唤醒。

如果是这样的话,如何积累丰富的经验则变得极为重要。不管是多么少的经验,即便本人并不认为这经验有什么价值,但总有一天这经验会变成记忆而复苏,这不就给我们留下更丰富的记忆了吗?

平时忘记了"母亲做的口味",再怎么回忆都无法回想出这种印象。但当在盒饭店吃到土豆烧肉时,突然就会回忆起母亲做这道菜的口味:"对,就这口味!"大脑一直保存着曾经吃过并感觉鲜美的这种经历。

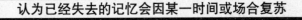

认为已经失去的记忆会因某一时间或场合复苏

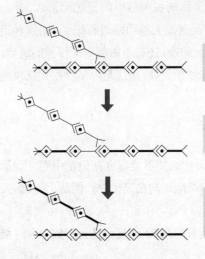

曾是经常使用且活动频繁的神经回路,但……

神经细胞结合部的突触性能下降,致使信息通道不畅 (易忘事)

如果接受新的挑战、尝试使用其他途径,或许回路的活动会再次高涨,以为忘却的记忆将会复苏

为什么只能记住梦的很小一部分

谁都会在睡眠中做梦。但一觉想来，却只留下淡淡的记忆。梦与记忆之间有着怎样的关系？

梦是记忆的回放

人们常说"梦幻无常"，虽说这含有梦（愿望）不能如愿以偿的意思，但原意是指睡觉时做的梦一觉醒来犹如掌中滑落的沙子般即刻消失。即便不是彻底消失，大多也只能回想起梦的一部分。如果是甜蜜的梦境时，还会想去追寻消失的梦境。但很遗憾，这梦境再也不会归来。

那么，梦与现实完全没关系吗？很难这样认为。梦与现实总有一些联系，而且事实上梦中出现的人物或风景都是自己或熟人，或者是曾经看到过的情景。

大脑科学认为，梦是混合了印刻在大脑中的记忆而形成，并加进了自己的想象。即现实世界是通过大脑回路进行记忆，而这种记忆产生变形以梦境的形式复苏。此外，还有不由得令人惊醒的噩梦。在这些梦中虽充满着恐惧、不安和愿望等，但这是以某种形式反映出现实中的恐惧、不安和愿望。

梦为什么不能记忆

即便梦境反映了现实，但为什么梦不能留存在记忆中呢？如果梦是记忆的回放，似乎也可以清晰地印刻在记忆中。但是，为什么人只能记住梦的一小部分呢？

正因为人活着，才要记住所有的东西，而且记忆会起到未来的指南作用。换言之，也可以说记忆是为了人的生存而存在。

谁都知道并会记住交通信号的红灯是危险的警告。这是保护自身的记忆，证明了它是生存所必需的记忆。

另一方面，梦境与直接行为没有必然联系。即便现实中是一个不善于表白的胆小男子，但在梦中也会追求中意的女孩。但要

梦境是经记忆改造的虚拟世界

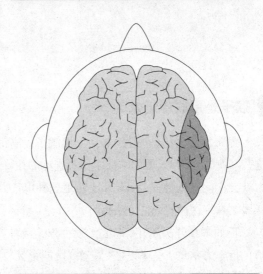

做梦时，犹如从大脑记忆库中调出的记忆经过改造后在视觉区回放。

也有理论认为，善于进行空间识别的右脑颞叶与此密切相关，但真假不明。

说这与现实的行为有什么联系，那又是另外一回事了。

这种与现实相背离、且与行为无关的情况，梦境真就不会印刻在记忆中？因为记忆是为人的生存而存在，但梦中的现象或行为却脱离现实生活，所以就会当一觉醒来时几乎记不住梦境。

梦确实是反映了现实。虽是反映了现实，但它对现实几乎没有任何贡献。

难道真有超级记忆术

世上有人会夸耀具有惊人的记忆力。提高记忆力的书籍和商品也很好销。真的存在登峰造极的记忆方法?

▌猴子是用联想记忆的

如果你去书店,可看到书架上摆满了提高记忆力的书籍。根据这些书籍的介绍,只要你掌握了作者宣称的独特记忆方法,你的记忆力就会产生飞跃性提高,有时还能用这种记忆方法轻易通过很难的考试。真有这样的记忆方法吗?

正如本章开头所述,记忆大致可分为两种:一种是用身体领会骑自行车方法的"程序记忆"或称"技能记忆";另一种就是用大脑领会语言或图形的"陈述性记忆"。

说起记忆方法,一般都解释为完整记英语单词或记忆历史年代。当然,这些记忆也可以说是陈述性记忆。

这无疑也是一种记忆,而且的确也起到了相应的作用。这种实用性记忆也好,非实用性的多样化陈述记忆也罢,如果利用联想方式掌握起来就很方便。若是与自己感兴趣的事联系起来,则更容易记忆。实际上如果用果汁引导训练猴子,使之大量记忆计算机图形的录像并让它了解曾看到过的事物,猴子的大脑神经细胞对训练时连续记忆的二三个影像会作出同样的反应。即通过一个影像产生的联想,会回想起其余的几个影像。这种联想的网络越密,也可以说就越"聪明"。系统理解每一种事物或知识的能力,是植根于联想中的。我们更没有理由不利用这种联想。

■ 目的、目标与注意力

在现实生活中，记忆离开了理解力和判断力简直不能想象。

比如某人要记忆工作中必需的专业词汇时，大多数情况下并不是对专业词汇感兴趣所以才要去记忆它的，而是因为工作的需要才记忆的，那是有一个明确的目的。

用身体领会的程序记忆也是如此。譬如掌握骑自行车方法时，

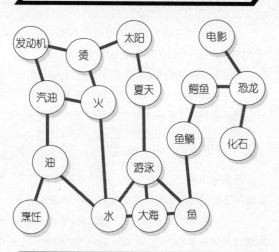

人的记忆是种网络方式?

一般认为，人的记忆就是这样将概念或知识配置成千变万化的网络加以保存。

当处理其中一个语言时，会联想起与此相关的某个词，并能在这连锁反应中作为一个整体再现某一特定的记忆。

也是因为想骑自行车或者需要骑自行车才去掌握它的方法、并通过身体进行记忆。这也有目的。完整记英语单词或记忆历史的年代无疑也是一种记忆，其中也有一个应试的目的。

结果，带着目标集中注意力并充分运用联想记忆，这可以说直接关系到记忆力的提高。

产生记忆的是这些 "分子"

产生记忆的是细胞中的分子

大脑中各种各样的记忆系统在发挥着功能，而实际上在这些系统中，作为"小工"辛勤工作的是各种生物分子。

人的身体由细胞构成，这些细胞是以蛋白质分子为主产生的，因此产生记忆的是神经细胞中所含的许许多多的分子，仔细想来这也是理所当然的。因为除了分子之外别无他物，全部都是分子。

离子通道成为"记忆模式"

我们身体的设计图，包括大脑线路图已全部写入遗传基因中，而原本就是形成遗传基因后才变成DNA这一普通的分子。

那么，若从分子这一视角来看记忆，会打开怎样一个世界呢？所谓大脑记忆某些事的状态，是指一系列神经细胞（这些细胞负责应该记忆的信息）与过去因经历过的"某些事"而产生兴奋时一样，始终处于一种能再次产生兴奋的体制。也就是说，在一组神经细胞组成的回路中，被刻上了"兴奋模式"，它是由神经细胞之间的连接器——突触刻上此印记的。如果相同的刺激反复抵达同一突触，由于神经递质的作用，突触"后侧"的神经细胞会比平时产生更强烈的兴奋，致使电位增大并向正极移动。于是，钙会大量进入细胞中刺激各种酶，这些酶改变离子通道的形状后使之形成"记忆模式"。也就是说，将记忆时的兴奋模式改成离子通道的形式加以保存。酶再将转录因子切换成"接通"状态后，发出指令读出遗传基因。

因此，由读出的遗传基因生成增强突触的蛋白质，突触就被固定为"记忆模式"，这样记忆就被储存在大脑中。无论是离子通道还是转录因子或增强蛋白质，都是蛋白质的分子，它们都是产生记忆的"小工"。

第8章

环境给大脑带来的影响

对大脑而言都是不可轻视的
无论是自然环境还是身边的食品

从二噁英到香烟
大脑处在如此危险境地

大脑容易受到环境的影响

大家都说21世纪是环境的世纪。因为今后的经济发展也不得不置于环境的制约下加以考虑,甚至环境问题左右着人类的未来。今后"环境"更将成为公众的关注焦点。

比如二噁英的问题就是如此。二噁英现在已成为最受社会关注的问题之一,其危害性已由媒体做了大量报道。二噁英会给大脑带来怎样的影响?这在本章中将详细解释,希望各位一阅。

但本章中所指的"环境",并不仅仅是指全球范围内的自然环境,还包括人们的周围环境、个人嗜好给人们身体带来的危害并侵蚀着人的心灵——大脑。对于这些问题,现在不应该加以认真考虑了吗。

譬如就拿烟、酒来说,也可以说是周边的环境问题。谁都知道烟、酒不利于健康吧。

然而,烟酒实际会对大脑产生怎样的作用呢?无论是香烟还是老酒,正因为它们具有某些作用,因此许多人都抱有"想戒却戒不了"的情感。但是,现在必须从大脑科学角度重新审视它们对大脑产生的影响了。

真有使大脑灵活的食品

如果烟、酒不利于大脑的话,那咖啡和红茶又如何呢?

有人说喝咖啡头脑会清醒,许多人都认为这是因为咖啡给大脑以刺激，激活了大脑的缘故。事实又是如何呢？

咖啡和红茶中所含的咖啡因会给大脑带来什么影响呢？这对社会上的"咖啡党人"和爱喝红茶的人来说肯定是个重要的问题。

需要事先了解的问题还有许许多多。

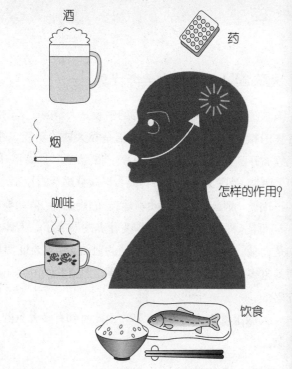

要事先了解身边的食物与大脑之间的关系

酒

药

烟

怎样的作用？

咖啡

饮食

比如饮食就是如此。怎样的饮食对大脑有益？坊间所说对大脑有益的食品是否有科学依据？大脑是以葡萄糖为其最大的能源，但怎样的饮食会给大脑输送更多的能量？这就是我们身旁的事，也是一个极为重要的问题。

了解或不了解环境与大脑的关系，在很多问题上会对大脑的健康产生巨大的差异。

血液补充葡萄糖一旦中断,大脑将立刻面临死亡

人体若不摄取营养就不能生存。即便在睡眠中,身体也是24小时不断向大脑供给营养。

大脑24小时运转并全年无休

首先来看一下大脑与营养的关系。大脑为了人的生存发出各种各样的指令。食欲也好性欲也罢全靠大脑的功能;高兴、悲伤和愤怒等离开了大脑就不存在;思考、判断事物时也离不开大脑;能不能产生激情,是受大脑内A10神经多巴胺分泌量的控制。

因此,大脑24小时满负荷运转,的确是个"劳动模范"。

而且,再没有比大脑更需要营养的器官了。人体中运送营养等的是血液,血液流动的量即所谓的血流量,成为证明该脏器或器官何等重要的标志。来看一下血流量,大脑竟然占到了心脏搏出血液的20%。

大脑重量约为体重的2.2%,由此可知有多大量的血液被送入了大脑。

不断消耗葡萄糖的大脑

大脑血流量多,这说明大脑需要大量的营养。根据数据显示,大脑每天消耗1 673.6千焦(400千卡)的能量,所以每天必须提供与此相应的营养。

正如第1章中所述,大脑的能源是靠血液输送来的葡萄糖。该葡萄糖经大脑组织分解,并在这过程中产生能量。而且,除葡萄糖之外,蛋白质和各种维生素也在辅助着大脑功能。

因此,大脑利用供给的能量合成并运送处理信息所需的物质。

虽说葡萄糖支撑着大脑,但大脑内并没有储藏葡萄糖用的仓库,即葡萄糖是依靠血液不断输送着。

即使在睡眠中,大脑仍始终需要葡萄糖,并按要求由血液供给。其供给量与人醒着时几乎没有什么变化。

▌如果葡萄糖供给中断……

反过来说,如果血液在输送葡萄糖过程中发生障碍,就会直接威胁到生命。哪怕是片刻暂停葡萄糖的供给,大脑功能立刻会发出哀鸣,导致身体痉挛,最严重时还会陷于昏睡状态。

而且,这种状况不久将会导致脑死亡。因为大脑没有葡萄糖就无法生存。

改善大脑功能的营养素

营养素	功 效	富含此营养成分的食物
葡萄糖	大脑所需的唯一能源。需要不断补充	米饭、面包、面食类、面条、砂糖
蛋白质	构成帮助大脑活动的各种化学物质的材料	大豆制品、鸡蛋、牛奶、肉类、鱼类
DHA(二十二碳六烯酸)等的类脂体	制造神经细胞的膜。也是信息传导的信号分子	沙丁鱼等蓝鱼、鳗鱼、金枪鱼的腹部和眼睛
各种维生素和矿物质	抑制神经细胞的异常兴奋,并维持代谢	每种成分需要有多种食物

不吃早餐的生活，会使大脑生物钟紊乱

不善早起的人都说"起床后脑子总不能马上转动起来"。这从科学上来说正确吗？还是仅仅本人这样认为呢？

▌大脑"燃料不足"

不善早起的人即便醒来后也不能马上行动，而要待一会儿才去淋浴。

尽管如此，如今不吃早餐的人也很常见。他们不吃早餐就匆匆挤上拥挤的电车，踩着点赶到公司或学校。

如前所述，大脑一天需消耗1 673.6千焦（400千卡）的能量，其能源是靠血液输送来的葡萄糖，消耗量为每小时5克。而葡萄糖是以糖原形式储存在肝脏中，该糖原量约为60克。如果大脑每小时消耗5克葡萄糖，按此计算肝脏中的糖原要有12小时的量。

这样的话，大脑的营养不就够了吗？

或许有人这样随便地做个计算，但冷静思考一下，如果前一天晚上7点用餐，翌日早上7点以后就会陷入能量不足的境地。也就是说，早晨7点必须吃早餐补充能量。

▌不吃早餐的测试结果

实际情况又是如何呢？

这里有一个有趣的数据。以生活在大学宿舍里的学生为对象，对吃早餐的小组和不吃早餐的小组其学业成绩进行了比较。结果发现，吃早餐的学生要比不吃早餐学生的成绩好。

这是日本自治医科大学的香川靖雄教授采集的数据，根据教授所说，大脑内有一个精密的生物钟，它决定着人的生活节律。而且如果未吃早餐，体内的节律就不能很好地对应外界的明暗，大脑到中午都活动不开。

此外，还有以9岁～11岁孩子为对象采集的数据。根据这些数据得出了这样的结果：吃早餐的孩子其注意力要高于不吃早餐的孩子。

即便数据并不怎么精确，但一线教育部门实际上都说吃早餐的小学生或大学生的成绩普遍较好，这是小学教师和大学教授的经验之谈。

大脑是一个消耗巨大能量的精密系统，为此，早餐不可或缺。因为早餐会变成葡萄糖，它能使这精密的智能系统为人们全速运转。

大脑需要早餐的理由

● 摄取驱动大脑所需的葡萄糖

睡眠中大脑也会消耗相当多的能量。早晨是能量最少的时候，因此必须通过早餐摄取能量。

● 提高脑温

睡觉时脑温会下降，活动也会趋于平静。
由于睡醒后大脑体温仍会暂时较低，所以脑子转动不起来。
要提高脑温，饮食是最简单快速的方法。

鱼中所含的DHA究竟为何物

DHA等一些物质会激活大脑，常听说"会使大脑聪明"。食品与大脑的实际关系又是如何的呢？

本来就存在于大脑内的DHA

您可知道"必需脂肪酸"这一物质吗？这是动物生长或维持正常生理功能所不可或缺的物质。但是，由于它不能在人体内合成，所以必须通过饮食才能摄取。

在这必需脂肪酸中，DHA（二十二碳六烯酸）能提高大脑的记忆力。

大脑的类脂体中本来就含有约10%的DHA及其同类物质，但当它不够时，就维持不了对大脑极为重要的细胞膜的功能。因此，也就需要不断向体内供应DHA。

花生四烯酸的作用

如前所述，细胞膜并不是单纯的"包裹细胞的外皮"。膜的成分会析出到细胞中，还会产生一种信号作用，能对来自外界的刺激作出敏感的反应。

介绍其中之一例，就是花生四烯酸。它可合成疼痛的信号和前列腺素。实际上该花生四烯酸是上述DHA同类物质之一种。

当一个人所经历事情的信息反复多次进入某个突触，就会由位于突触后侧的神经细胞合成花生四烯酸，而该花生四烯酸会渗入到突触前侧的神经细胞中。由于信息一般是从突触前侧送到后侧的，所以该花生四烯酸的活动可说是"倒行逆施"。

因花生四烯酸是一种脂肪,因此也就能迅速穿过成分为脂肪的细胞膜。就像许多神经递质一样,它既不需要从囊泡中析出,也不需要接收的细胞表面要有受体。也就是说即便没有提供和接收信息这种特殊的结构,花生四烯酸也是能充分发挥出其功能的物质。

而且,到达突触前侧细胞的花生四烯酸在此会产生作用,以增强信息的输出。结果,经常使用的突触通道变畅,就能记忆各种经历。

鱼中就含有这种DHA,如沙丁鱼、鳗鱼、秋刀鱼、鲭鱼、黄尾鱼、金枪鱼等鱼类中含有此物质,尤其是金枪鱼的脂肪部分含有大量的DHA。

因此,吃鱼有可能提高记忆力。

除了花生四烯酸与正常方向"逆行"传送信息外,以同样方式传递信息而被人体利用的物质还有一氧化氮或一氧化碳之类的气体。因此,大脑还利用了"毒气"。

富含DHA的鱼类(可食部分每100克中所含的毫克数)

鱼的种类	DHA	EPA[※]
正宗的金枪鱼脂肪部分	2 880	1 290
七鳃鳗	2 610	2 030
鲭鱼	1 780	1 210
黄尾鱼(野生)	1 780	899
秋刀鱼	1 400	844
蓝点马鲛鱼	1 190	480
沙丁鱼	1 140	1 380
白大马哈鱼	820	492
雷鱼	709	523

※EPA是指起到与二十二碳六烯酸相似作用的二十碳五烯酸。
(摘自日本科学技术厅资料)

蔬菜或大豆、鸡蛋加牛奶……了解使头脑变灵活的饮食方法

现在知道了鱼中所含DHA的作用。那么蔬菜和鸡蛋又如何呢？而且就饮食本身而言，在与大脑的关系中何谓最重要的？

▌绿色、黄色蔬菜与α-亚麻酸

蔬菜也会给大脑的灵活性带来良好的影响。

说起蔬菜，就会联想起维生素。维生素类起辅酶的作用，它的存在是使体内的酶发挥作用所不可或缺的。蔬菜的效用当然不仅仅是维生素之源。

必需脂肪酸之一的α-亚麻酸在体内可变为DHA类，故含有该成分的蔬菜引人注目。

最近有人提出了这样一种理论：α-亚麻酸本身在神经细胞中起到信号物质的作用，调节着其易兴奋度。尤其是被称为绿、黄色蔬菜的蓬蒿菜、萝卜叶、胡萝卜和菠菜等中富含α-亚麻酸。

除此之外，大脑专家所注意的还有大豆。

大豆中含有卵磷脂这一物质，这卵磷脂是给我们带来记忆力的乙酰胆碱这一神经递质的原料。因此，就产生了这样的想法：吃大豆摄取卵磷脂，以此提高记忆力。

在使用大豆的食物中，就数对纳豆的评价较高。纳豆中含有大量的卵磷脂，而且也易消化。都说吃了纳豆会变聪明，这很可能不仅仅是世俗之言了。

▌最重要的是平衡

除此以外，鸡蛋、牛奶以及小鱼、小鱼干和海带等也与大脑的灵

活性有关。

蛋黄中大量含有制造乙酰胆碱的原料——胆碱。牛奶、小鱼、小鱼干和海藻中含有钙及矿物营养,尤其是牛奶中的钙易被人体吸收。

神经细胞对钙很敏感。

钙一旦减少,细胞膜的外表就会带负电,因此神经细胞就会失去稳定性,出现不必要的兴奋倾向。这会引起精神不稳定,使得焦躁情绪更加严重。

而且,从细胞膜中提取花生四烯酸的酶等大多数的酶如果没有钙就完全起不了作用。

镁虽能在一定程度上抑制因钙不足而产生的神经过敏状态,但没有力量来驱动酶。因此钙起到了其他物质无法代替的作用。

由此可知,并没有特效的物质能使大脑灵活或者提高记忆力,只有平时就注意均衡的饮食才是最重要的。

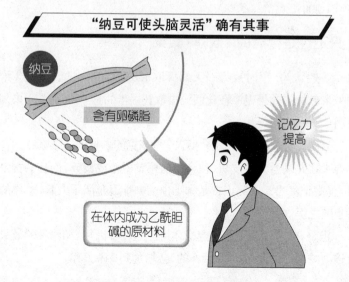

"纳豆可使头脑灵活"确有其事

纳豆

含有卵磷脂

记忆力
提高

在体内成为乙酰胆
碱的原材料

喝杯咖啡"大脑清醒"，但也应注意过量摄入

不少人喝了咖啡会使大脑清醒。在欧美，确有咖啡取代茶连喝几杯的，但它究竟会对大脑产生怎样的影响呢？

▌"歇一会儿"，喝杯咖啡

如果工作紧张或长时间埋头于工作，任何人效率都会降低。此时，大多数公司员工都会喝杯咖啡，休息一会儿。这样既可以调剂一下疲惫的情绪，而且大脑还会感到很清醒。

咖啡真隐藏有这种功效？还只是本人的一种错觉？

众所周知，咖啡中含有咖啡因这一物质。可红茶或可乐中也含有该咖啡因，而且大众药品中更含有相当量的咖啡因。如感冒药中含35～75毫克，止痛剂中约含100毫克，而预防瞌睡药中则更多，达150～200毫克。

▌只不过是暂时的"欺骗"效果

一般认为，平时成人一天约摄取400毫克的咖啡因。这会给大脑带来怎样的效果呢？在此假设摄取其一半的量（200毫克）来加以说明。

若喝2～3杯咖啡，就会摄入200毫克的咖啡因。该咖啡因会被体内吸收并刺激大脑皮质，使人不易感觉困倦或疲劳，而且会神定气爽，提高记忆力。实际上就是咖啡中的咖啡因激活了大脑，工作的效率也随之提高。

但是，咖啡因会上瘾。当身体适应了咖啡因后，相同量的效果就会逐渐减弱。因此，最初喝1杯的，会增加到2杯、3杯。

而且如果咖啡因的摄入量增加过多，对大脑还会开始产生不良的影响。咖啡因会刺激大脑皮质，使大脑更灵活，但若摄入量过多，则刺激增强，与其说是精神爽快，倒不如说是陷入一种兴奋状态。与此同时，精神上益发变得不稳定，另一方面又会感到焦躁不安。若出现这种情况，这是咖啡因上瘾的第一步。

各种饮料每杯中所含咖啡因的量

咖　啡	100~150 毫克
速溶咖啡	86~99 毫克
红　茶	60~75 毫克
无咖啡因咖啡	2~4 毫克
可乐类	40~60 毫克
可可茶	约20 毫克

摘自"脑内不安物质"（讲谈社）

咖啡因虽是比较安全的物质，但一旦上瘾，也会出现类似恐惧障得的症状。如果停止摄入，该症状就会消失。

咖啡因中并无致命毒性，在此意义上来说是可放心享用的物质，但应避免过度的依赖。

最重要的是，咖啡因只是让人暂时忘却了疲劳，而大脑确实已处于疲劳之中。如果这种情况一直持续不断，喝再多的咖啡都不会见效，到时恐怕大脑就发挥不了作用了。

喝了"功能饮料"感到浑身有劲，实际上这也是暂时的"欺骗"效果使然，可别相信真有如此药效。

烟酒究竟会给大脑带来什么影响

酒和香烟有害健康这是常识。但对大脑本身又会怎样呢。吸支烟而神清气爽,喝口酒而心情愉快的人不在少数,但……

显然对大脑不利

香烟是致癌的一大因素这一观点很有说服力,但真有因香烟原因而头脑变坏的?而且酒真会使大脑变得迟钝?

戒不掉香烟,是因为对尼古丁有了依赖性。实际上在药理学上早就知道尼古丁是一种作用于大脑的药品。它结合到乙酰胆碱受体中,起到假冒乙酰胆碱的作用,使神经兴奋。而这又必须考虑到可能会阻碍大脑原来为输送信号而分泌出的乙酰胆碱的作用。这种情况下,可以说香烟会损坏头脑。

但如果一直抽烟,大脑也会尝试对其进行防御。因为在尼古丁过剩情况下,就会降低乙酰胆碱受体的灵敏度。因此,抽烟的人一旦戒烟,对乙酰胆碱的反应会过弱,暂时性会从原来的自己变成"呆傻"状态。当然,过一会儿就会变回原来的自己。

酒对大脑也不利。大量的乙醇(酒精)确实会直接杀死脑细胞,这已为事实所证明。

如果将某种药和酒一起喝下的话……

比如因强烈的精神不安所烦恼,服用抑制这种不安的药品时,酒或香烟会给大脑带来更不良的影响。

人因不安而烦恼,这是因为大脑的警戒系统异常兴奋。因此,要消除这种不安,首先必须抑制异常兴奋。能抑制异常兴奋的,是地西泮（安定）或三唑仑这些苯二氮类衍生物。

此苯二氮类衍生物具有这种功能：通过增强抑制兴奋的关键物质——神经递质GABA的作用来抑制大脑的异常兴奋，减轻不安、紧张和焦躁情绪。因此，对此药评价很高，虽也有不少不良反应，但对这类疾病非常有效。

但是，若与酒或香烟一起服用，则会产生较棘手的症状。比如饮酒后服用苯二氮类衍生物，则苯二氮类衍生物的作用会异常增强。或者因苯二氮类衍生物和酒的协同效应而提高酩酊大醉的程度，有时还会引发运动障碍。一般认为，最坏的情况是因协同效应而呼吸受到抑制，最终导致死亡。

这是因为乙醇（酒精）与苯二氮类一样，具有对GABA受体产生强烈作用的缘故。一喝酒就能消除紧张，就是GABA的抑制作用增强，抑制了不安情绪所致。

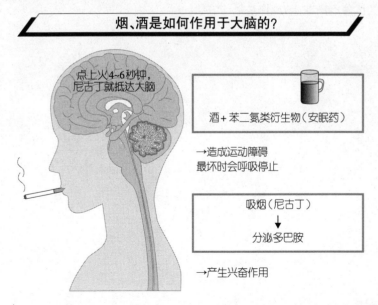

烟、酒是如何作用于大脑的？

点上火4~6秒钟，
尼古丁就抵达大脑

酒＋苯二氮类衍生物（安眠药）

→造成运动障碍
最坏时会呼吸停止

吸烟（尼古丁）
↓
分泌多巴胺

→产生兴奋作用

香烟会产生什么情况呢？苯二氮类衍生物原来是起到抑制异常兴奋的作用，而一旦摄取香烟中所含的尼古丁，它就会刺激大脑分泌肾上腺素，最终使大脑的警戒系统更加兴奋。其结果，就会抵消抑制兴奋的苯二氮类衍生物的效果。

这样，酒和烟会消除某种药品原有的效果。因此在大脑的治疗上烟酒受到敌视也是理所当然了。

▌应逐渐减少吸烟量

这样看来，酒和烟对大脑都具有危害作用。

然而，如果适度饮酒，不仅会使心情舒畅，而且还有助于同朋友和睦相处。也就是说它还具有这样一面：通过刺激大脑的回报回路，增强大脑整体的功能。有节制的饮酒，说到底无非就是一种现实的选择。香烟也是戒掉最好，但若是硬戒的话，会给大脑增加压力。可尝试着逐渐减少，或许是最佳方法。

餐桌上的酱油和酱汤也是大脑不可或缺的

若一直吃没有盐分的食物,大脑就发挥不了作用。盐分在大脑内起着非常重要的作用。其秘密在于进入神经细胞中的离子。

▌信息转化为电信号的结构

在阐述大脑灵活性与食盐之间的关系之前,想先来复习一下大脑中的信息传递情况。

外界信息是通过眼、耳、鼻等处的感觉细胞感知并传到大脑。视觉信息是通过眼睛获取;听觉信息是通过耳朵获取;嗅觉信息是通过鼻子获取。这些信息转化成电信号后传至大脑,然后大脑就处理大量的信息。

那么,所谓信息转化成电信号的结构究竟是怎样的呢?

其中离子这一物质不可或缺。

▌通过离子产生电信号

所谓离子,是指带正负电荷的原子,在包住细胞的膜——细胞膜的内外层都存在这种离子。神经细胞也是如此。

细胞膜通常只有离子能通过,而膜的表面备有让离子通过的大门,这称为离子通道。该离子通道平时是关闭的,但需要时会打开,形成一种离子进入神经细胞中的结构。

此时,细胞膜的电性质发生变化,并产生信号。而且该电信号走行在神经纤维中,持续不断地传递着信息,最终抵达目的地——大脑。

什么样的离子进入神经细胞,神经细胞就会变成什么样的状态。

■ 每天摄取的盐分就是离子

如果是强电信号穿过，则神经细胞就会变得兴奋，相反，若电信号受到抑制，则神经细胞的兴奋度也就受到抑制。

就离子而言，当钠离子进入细胞中后，会使神经细胞兴奋；反之，如果是氯离子的氯化物进入细胞中，则兴奋就会稍稍受到抑制。

无论是钠也好、氯化物也罢，都是氯化钠的成分，也是人每天必须摄取的盐的成分。

因此盐分不可或缺。

每天在餐桌上出现的酱油或酱汤中含有大量盐分，菜肴中也可说必须使用食盐。没有食盐的饮食简直不可思议。

在将外界信息传递给大脑时，盐分作为一种离子起到了重要的作用。如果没有这盐分，也就不可能使大脑灵活。

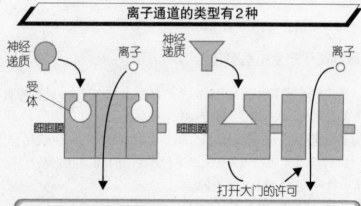

离子通道的类型有2种

神经递质　离子　受体　细胞膜

神经递质　离子　细胞膜　打开大门的许可

一旦神经递质附着在细胞膜中的受体上，就会打开离子通道大门，将离子虏入细胞内。图中左侧是兼有受体和离子通道功能的蛋白质发挥作用的情况；右侧是两个不同的蛋白质合作发挥作用的情况。

如果母体摄取二噁英则会给新生儿带来不良影响

二噁英作为一种毒性很强的化合物而广为人知。该物质会给大脑带来怎样的影响呢？通过小鼠的实验得出了令人惊恐的结果。

▌二噁英究竟为何物

在报纸的社会版面，可以说每天都可看见"二噁英"这词汇。该二噁英类是由多氯二苯并对二噁英、多氯二苯并呋喃以及共平面多氯联苯等组成的数种化合物群的总称。

如您所知，这些二噁英类具有强毒性，人们对大气和土壤、河川和大海，甚至连鱼等食品都受到二噁英污染的忧虑日渐高涨。

二噁英类会通过各种渠道进入人体，既有通过鱼、贝类、肉、蛋和蔬菜吸收，婴儿通过母体吸收的情况也不少。其毒性会给人体带来各种极坏的影响，如肝脏损伤、生殖障碍和甲状腺障碍等。肝脏中毒会致细胞坏死，若一下子大量吸收，会因呼吸困难而置人于死地。

"爱知米糠油事件"*就是这样遭受大量二噁英中毒而广为人知。与此相反，目前最成问题的，并非是发生这种大面积中毒症状的事件，而是极微量二噁英的作用。遭受微量二噁英侵袭的敏感器官就是甲状腺。

▌若给小鼠妈妈喂食二噁英……

如果甲状腺受到二噁英类的影响，就会出现萎缩、甲状腺激素的浓度下降。对人而言，甲状腺激素发挥着重要的作用，尤其是孕妇在胎内孕育胎儿过程中，其作用更大。因此，如果因二噁英类的影响导致甲状腺激素的浓度下降或缺乏，就会给胎儿大脑的发育带来极坏的影响。

译注： *：所谓"爱知米糠油事件"，是指1968年日本北九州市、爱知县一带因食用油厂在生产米糠油时，使用多氯联苯作脱臭工艺中的热载体，这种毒物混入米糠油中被人食用后造成中毒，患病者超过10 000人，16人死亡的事件。 **189**

这已由小鼠实验所证明。给妊娠中的小鼠喂食二噁英类，并将该小鼠生下的小鼠放到迷宫中时，它到达目的地所需的时间要比其他小鼠长得多。而且遭受二噁英类侵害的小鼠其学习能力明显降低。此外还有报告称，喂食了二噁英类的小鼠生下的小鼠掌控体温的中枢患有疾病，且生下后的体温较低。

看到这样的实验结果，二噁英类给人的大脑，尤其是给胎儿的大脑所带来的影响实在令人担忧。就连最新的医学科学，都还未充分探明二噁英类与大脑之间的明确因果关系。但是，至少希望人们能了解这一实验的情况。

食品中所含二噁英的浓度

食品分类	二噁英浓度
鱼、贝壳类30种（竹荚鱼、马氏圆鲹鱼、沙丁鱼、旗鱼等）	0.003～23.093 皮克TEQ/克 (1.492 皮克TEQ/克）
水产加工品22种（竹荚鱼干、梭子鱼干、咸鲑鱼、咸青花鱼等）	0.001～3.469 皮克TEQ/克 (1.452 皮克TEQ/克）
肉类7种（牛肉、牛肝、猪肉等）	0.001～1.434 皮克TEQ/克 (0.191皮克TEQ/克）
加工食品5种（羊肉、鲸鱼肉、火腿等）	0.001～0.030 皮克TEQ/克 (0.013 皮克TEQ/克）
乳类3种（牛奶、乳酪、黄油）	0.001 4～0.853 皮克TEQ/克 (0.230 皮克TEQ/克）
蛋类4种（鸡蛋、鹌鹑蛋、干蛋黄、蛋白粉）	0.005～0.362 皮克TEQ/克 (0.127 皮克TEQ/克）
蔬菜16种（四季豆、卷心菜、牛蒡等）	0.001～0.239 皮克TEQ/克 (0.024 皮克TEQ/克）
菌类1种（香菇）	0.001 皮克TEQ/克 (0.001 皮克TEQ/克）
海草类（羊栖菜）	0.001～0.062 皮克TEQ/克 (0.021皮克TEQ/克）

（ ）内数值表示食品分类内的简单平均值。摘自日本厚生省资料

在食品分类的平均值中，鱼、贝壳类最高，其次是水产加工品、肉类。无论是土壤中还是水和空气中都有二噁英。只要人活着就不得不摄入，因此就要平衡地摄取所需食品。大气环境中的二噁英正在逐渐减少，这消息令人欢欣鼓舞。

第9章

现代社会与大脑的关系

保护您的大脑
为了在高度文明和纷繁复杂的社会中

在高度紧张的社会中，
当大脑发出"哀叹"时

高科技化与对大脑的压力

在希波克拉底和柏拉图生活的古希腊时代，人们常常过着悠闲的生活，而患心理疾病的情况不也比当今社会少吗。

现代社会是一个高度文明之下的高科技社会，但另一方面又是一个实难应付的社会。

技术革新速度极快，我们必须竭尽全力追赶时代的步伐。曾几何时，人类追求着机械的方便性，但如今却被最先进的机械所驱使，似乎在某一点上彻底发生了逆转。

这种状况看来在今后一段时间内不会发生改变，反而高科技化的进程将进一步加快，人类很可能不得不被机械弄得团团转。

到那时，人类将遭受巨大的精神压力。

本该更加快乐，但最终却承受着精神压力，而且这种压力开始侵蚀人们的精神。这当然与产生大脑问题直接相关。

当遭受精神压力时，大脑会通过神经接受压力，引起肾上腺髓质的反应，排出肾上腺素。如果这种情况长期持续，大脑和身体不可能就此相安无事。

此外，一旦遭受精神压力侵袭，就会影响到睡眠，造成失眠状态，用不了多久将造成大脑功能下降。

复杂的人际关系会使大脑功能失常

不仅是高科技化。

现代社会的人际关系也变得更加复杂,有时还会出现孤立于社会、认为自己不能适应社会的事例。逃学、不想上班或"蜗居家中"等群体就属于这种情况。

这就是遭到侵害的人类精神的"哀叹"。神经衰弱、抑郁症和恐惧症等与现代社会相关的精神疾患不断增加,不正说明了一切吗?

再者,药物依赖性和精神控制等也反映出了"现代社会中的大脑危机"。

正如本书始终反复阐述的,只有大脑健康而

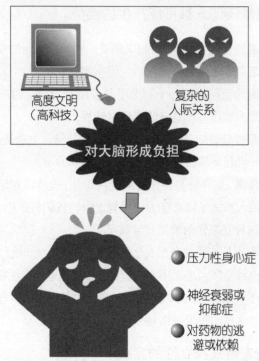

对大脑而言,现代社会果真惬意吗?

高度文明
(高科技)

复杂的
人际关系

对大脑形成负担

● 压力性身心症

● 神经衰弱或
抑郁症

● 对药物的逃
避或依赖

健全地发挥作用,我们才能每天专心致志于工作或学习,才具有挑战新事物的激情。正是这种力量的汇聚,才使人类社会发展到如此丰裕。

这样,就不该置这种"大脑危机"于不顾。

现代社会的精神压力直击大脑的弱点

"大脑疾病"其代表性病例之一，可以说就是精神分裂症。但是，大多数人对这种疾病并不理解。大脑中发生了什么情况呢？

▌这是任何人都可能产生的疾病

说到精神分裂症，听起来确是一种耸人听闻的疾病，并往往会认为这是与普通人无关的疾病。但事实并非如此。

因为任何人的心中都会潜藏着精神分裂症的萌芽，因为这是来自正常大脑原本所具有的不稳定性质。

精神分裂症首先始自于狂想性的情绪。它总是受一种情绪所侵扰——自己周围会不会发生与以往不同的事。

但是，这种狂想性情绪既无法说明，也难以用语言表述。因此，自己陷入失去了语言能力的错觉之中。我们将此称为"语言危机"。

这种狂想性的情绪非常棘手。

理应是与往常毫无变化的日常生活，而他（她）却会无缘无故地形成一种奇怪而忐忑不安的情绪：感觉到他人在注视或议论自己。

不久还会听到只有他（她）自己才能听到的声音，这就是所谓的幻听。这种幻听就是精神分裂症的特征之一。

▌失去自我独立性的症状

除幻听之外，还会出现各种症状。

比如思想被撤走、被插入、被察觉、被播散等。其中，所谓思想被撤走，是指思想被从自己的头脑中抽去；所谓思想被插入，是指他人的思想总是进入自己头脑中之类的感觉。

另外，所谓思想被察觉，是指感觉自己的思想被他人察觉；而所谓思想被播散，是指陷入一种自己的思想通过电视、广播被播出的心理。除此之外，还有感觉自己受到他人操纵、即所谓的"被动体验"的情况。

与多巴胺有关吗

精神分裂症患者犯下罪行时，经常会说"这是受谁指使干的"等含义不清的话，这就是"被动体验"所致。

这"被动体验"意味着什么呢？这是指精神分裂症患者经常感觉外界异常，并失去了自身的独立性。结果，会渐渐归纳不了自己的思想，陷入精神封闭状态。

至今还未完全探明精神分裂症的上述病因。既有认为是外界的、环境性因素，也有认为是内在的因素，还有一种学说认为是与神经递质——多巴胺有关。

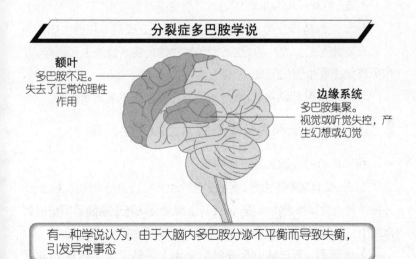

分裂症多巴胺学说

额叶
多巴胺不足。
失去了正常的理性
作用

边缘系统
多巴胺集聚。
视觉或听觉失控，产
生幻想或幻觉

有一种学说认为，由于大脑内多巴胺分泌不平衡而导致失衡，引发异常事态

容易感冒会否是精神压力的原因

现代人避免不了精神压力。任何人都会在学校、职场或个人层面感到有精神压力。精神压力与大脑的关系？

▌精神压力和生理压力

一般来说，压力有两种类型，即精神（心理）压力和生理压力。而且任何人都曾经历过这些压力。

精神压力是由于工作上的挫折或失败感、失恋的打击、父母或兄弟姐妹这些近亲逝世等遭受精神痛苦而引发。

其结果会影响到大脑。

与此相反，生理压力是在身体发生暑热、寒冷、肉体伤痛、烫伤和出血等异变时产生。它与精神压力明显具有质的不同。

然而，精神压力与生理压力不可能完全没有关系。

比如受到精神压力后容易感冒，而且还会抵挡不住感染症。为什么会如此呢？一般认为，这是因为精神给免疫系统带来了影响，并使免疫状态发生变化所致。

从这一情况可以知道，精神压力与身体上的不适紧密相关。

▌通过神经系统和内分泌系统肾上腺产生反应

精神压力的机制又是怎样的呢？

首先，受到某些压力时，大脑会接收由神经通道传来的压力信息，并促使肾上腺髓质产生反应，而且肾上腺素会从肾上腺髓质中析出到血液中。此时，肾上腺就会对通过神经系统传导的指令产生反应。

另一方面，下丘脑中会分泌出激素之一种促肾上腺皮质激素

(ACTH),它到达肾上腺皮质后会使之排出皮质醇(糖皮质类固醇)。这时,通过内分泌系统会唤醒肾上腺反应。

即人一旦受到压力,肾上腺会通过神经系统和内分泌系统作出反应。

血压和心搏数上升,瞳孔张大

神经系统会分泌肾上腺素,其影响会遍及全身。

即血压或血糖值上升,心搏加快,瞳孔张大。当猫发怒时会睁大眼睛、毛发倒竖,这类似于猫发怒时的状态。

皮质醇可促进体内物质的代谢,并供给躲避压力、向压力源发起挑战所需的能量。无论是肾上腺素还是皮质醇,都是为对付压力而分泌的,但毕竟是应急之用,如果分泌过多,则会对身体带来危害作用。

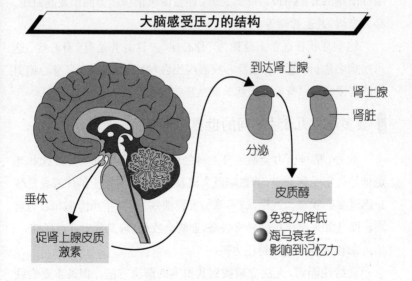

大脑感受压力的结构

到达肾上腺

肾上腺
肾脏

分泌

垂体

促肾上腺皮质激素

皮质醇
- 免疫力降低
- 海马衰老,影响到记忆力

现代人需要时间来解放大脑

过大的精神压力会在体内引起异常反应。这就是通过神经系统从大脑侵蚀身体。有否避免压力性疾病的方法？

▌精神压力引起的各种身心症

若对精神压力置之不理，就容易形成疾病状态。其代表性的精神症状就是通常所说的神经官能症或癔病（歇斯底里）。所谓的神经官能症或癔病，还会给内脏的各种器官带来影响。首先，自主神经系统的器官会受到影响，其典型的病例或许就是应激性溃疡。我们经常能看到遭受精神压力的人因肠胃不好而烦恼的样子，但这只是应激性溃疡的开始阶段。除此之外，还会由于精神压力而引发高血压、心力衰竭，甚至哮喘等。

这些症状在医学上总称为"身心症"。这并非是有"身心症"这一疾病名称，而是器官因身心症表现出各种症状，故称为"身心症引起的胃溃疡"、"身心症引起的高血压症"等。

▌要多建立几个"不同的世界"生活下去

此外，精神压力会通过自主神经引发各种各样的反应。比如迷走神经经常受到刺激，其影响就会波及内脏，使人处于消化液或胃酸分泌过多的状态。这样，就不难引发胃溃疡、十二指肠溃疡和心力衰竭。而且如果交感神经异常兴奋，血管会收缩，容易导致高血压症。

怎样才能规避精神压力呢。

就结论而言，无法立刻找到其根本的解决方法。但最重要的就是要努力做到放松精神。如果精神始终处于紧张状态，就会引发大脑或自主神经系统过度反应,将会形成阻碍大脑神经系统功能的萌芽。即便职场或家庭中产生纠纷,若能做到立刻忘却,那也不至于形成大问题。如果耿耿于怀,则不知什么时候就会变成巨大的心灵创伤。

然而,当感觉到巨大压力的状态后,已经是想忘记也忘不了了。要想避免这种情况,关键是要在平时就多建立几个自己的交往圈子,这些交往圈子既可以是工作方面的,也可以是消遣方面的。对交往的朋友也应尽可能选择各式各样的,多建立几个"不同的世界"。若能这样,即使"一个世界"中发生失望的状况,那也只不过是自己所建立的多个"世界"中的一个发生的变故。

其中哪怕只要有一个"世界"看重自己的存在,那人就能摆脱精神压力。

精神压力产生的身心症可能引发的疾病和症状

器 官	疾病名称	症 状
循环系统	高血压、低血压、雷诺病、心绞痛、心肌梗死	心律不齐或心脏神经官能症
呼吸器官系统	支气管哮喘、呼吸困难症、咳嗽	剧烈的咳嗽、打嗝
消化器官系统	溃疡、胃炎、胃下垂、大肠炎、胰腺炎、胆囊疾病	食管痉挛、吞气症症状
骨、肌肉系统	类风湿病、肌肉痛、外伤性颈部综合征	关节痛、背痛、腰痛
神经系统	偏头痛、自主神经紊乱症	头晕、怕冷、知觉异常

上述只是身心症产生的极少部分疾病。实际上在全身器官中会产生各种各样的疾病。

睡眠中大脑又是怎样的呢

失眠症也是现代人急剧增加的"疾病"之一。首先来了解一下"睡眠科学"吧。睡眠中大脑也真彻底睡着了吗?

▌睡眠是由大脑哪部分进行调节

人睡眠后当然大脑也会随之休息。

但实际上控制睡眠的是大脑。这样一来,大脑想要休息也休息不了了。

仔细想来,是大脑控制心脏和肺,若大脑彻底休息,就会导致心脏失常,人就要死亡。

那么,大脑轻易也就不能休息了。

可睡眠是受大脑哪部分控制的呢?

一般认为,调节睡眠的中枢位于脑干。

尤其是认为蓝斑核(分泌肾上腺素)是产生快速眼动睡眠(后述)的部位、中缝核(分泌5-羟色胺)是产生非快速眼动睡眠的部位的观点最为著名。

但通过动物实验知道,即使破坏了蓝斑核与中缝核,睡眠和觉醒还会继续,而且下丘脑很有可能具备调节睡眠的能力。

▌婴儿睡眠较浅,成人睡眠较深

即便是睡眠,也不尽相同,有快速眼动睡眠和非快速眼动睡眠两种。

快速眼动睡眠一般指较浅的睡眠。此时,虽然已睡着但眼球还在转动,手脚肌肉也在微微颤动。

与此相反,非快速眼动睡眠是深睡眠。此时的眼球转动极其缓慢，血压和心搏数也较稳定，并会逐渐降低下来。

这种快速眼动睡眠和非快速眼动睡眠并不是分离的，而是交替进行的。

一般来说，先是持续90分钟左右的非快速眼动睡眠，随后进入10～20分钟的快速眼动睡眠，以此为一组，一个晚上会反复4～5次。

根据数据显示，成人快速眼动睡眠占整体的20%，新生儿占50%，而老人占15%以下。

睡眠是在何处产生的?

做梦
||
大脑皮质
丘脑

下丘脑
中脑
脑桥
延髓

也可称为睡眠中枢

由此可知，新生儿一天睡眠的一半是浅睡眠，而成人深睡眠较多。另一方面，到了老年后，睡眠呈现出分割成多节段的倾向。

然而，人为什么必须要睡眠呢？如果不睡的话又会怎样呢？

一般认为，生活在各种压力包围之中的现代人中，失眠症正在急剧增加。当被剥夺了"健康的睡眠"时，会给大脑带来怎样的影响呢？这一问题将在下一节加以说明。

当生物钟的节律紊乱时大脑将会如何

不睡觉大脑会疲劳，并会受到损伤。通过断眠实验可知，一旦连续几天不睡，就会出现狂想和记忆障碍。睡眠对大脑而言不可或缺。

▋ 生物钟决定生活规律

要说为什么需要睡眠，是因为要让身体和大脑中产生意识的部分充分得到休息。如果不睡觉，身体受不了，而且如果大脑功能下降，则所有的功能都会停止。睡眠是与食欲和性欲相同的本能要求。

为维持生命，人体内有一个生物钟。该生物钟按24小时的运行体制刻上了身体的节律。说起来，这生物钟是产生生活节律的指挥塔。而且在这节律中设定了睡眠时间，就是要让身体和大脑得到休息。如果与节律相一致，则快速眼动睡眠和非快速眼动睡眠会交替反复，能得到充分的睡眠。如果睡得好，则身体和大脑都可正常发挥作用。但是，如果这种节律彻底紊乱或者故意使之陷入失眠状态，那结果将会如何呢？

▋ 到第3天变得焦躁和判断力下降

过去曾有过断眠实验。

这种实验是故意不让受验者睡觉，以此检查身体和精神状态将会如何。在这实验中，美国人创造了264小时的最长不眠记录；日本也有过101小时8分30秒的记录。

这种不眠状态到第2天还看不出惊人的异常，但一到第3天，开始出现焦躁情绪，判断力变得迟钝。与此同时，还开始出现幻觉、幻想和狂想等症状。到第4天后，根据不同的情况还会出现记忆障碍。而且如果扛不住困意，则会自然而然睡过去。

失眠状态之后，如果熟睡12～14小时，身体和大脑的功能就会立刻恢复到正常状态。只要生物钟未遭破坏，即便持续失眠，一旦进入睡眠状态，头脑就会清醒过来。但也听说若3～4天不让老鼠睡觉，老鼠就会死去，这也许是大脑中产生节律的生物钟遭到破坏所致。由此可知，睡眠对动物而言是多么的重要。当然，人也一样。

说起人的正常睡眠时间，虽有个体差异，但一般为成人6～8小时，幼儿12～14小时，小学生10～12小时。因此，要以此为标准，选择适合自己的睡眠时间。

在逃课的学生或厌恶上班的人中，大多数是生物钟功能已完全失常，造成生物钟无视外界昼夜的节律而随意走快或走慢。如果用光波治疗或服用药物（褪黑激素和维生素B_{12}）使人体生物钟的节律恢复正常，大多情况下都能奇迹般地治愈"躲避在家"的情况。即便是心理疾病，它也有意外和简单的一面，也是完全能够治愈的。

生物钟刻上了"睡眠的节律"

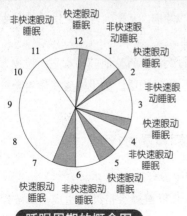

深度睡眠的非快速眼动睡眠和做梦的快速眼动睡眠交替进行。

该周期约为90分钟，我们将此称为睡眠周期。

在快速眼动睡眠中，虽然有意识但身体不能按思维来活动。

被束缚住的痛苦状态就是这原因

睡眠周期的概念图

缺锌是否会对大脑带来不良影响、发展为暴力行为

"躁狂"行为和锌之间的关系引人注目。总感觉年轻人的大脑中缺锌。美国有一份极为珍贵的调查报告。

如果缺锌连性欲都会减退

一提起锌就会联想到金属的锌,而实际上锌是人的生存所必需的物质。

不仅仅是锌,各种金属都在人体中起着重要的作用。虽然体内这些金属的需求量极少,但当其量过少时,就会形成疾病,而过多则会引起中毒。

锌是许多酶发挥作用所必需的矿物质,牛奶以及鸡蛋、豆类中含有锌。如果缺锌,就会延缓身高和体重的生长,甚至还会产生性欲减退。锌还起到促进味蕾发育的作用,如果缺锌,会造成味觉异常。

根据美国的一项调查显示,在3个10多岁的青少年中会有2人缺锌。日本也有与美国相似的倾向,一般认为单身生活的学生或公司女白领中缺锌情况正在蔓延。

其原因在于被指年轻人的饮食生活。他们喜欢吃面包或方便食品,而这些食品中含有"植酸"这种物质。由于植酸在体内会与锌结合,使得锌难以被人体吸收。

调查中所了解到的锌、铜和暴力行为

此外,还有人说锌与精神压力有关。

一旦人体内产生精神压力,肝脏就会借助锌生成金属硫蛋白这一物质。但若缺锌的话,则会对生成金属硫蛋白产生障碍。

生成金属硫蛋白的遗传基因与应激激素——糖皮质激素发生反应后,其活动会加剧。然而,如果因缺锌而生成金属硫蛋白发生障碍,就会难以应付精神压力,渐渐就会开始感觉精神疲劳。精神疲劳再进一步的话,不久就会变成抑郁状态,如果再向危险方向发展,容易形成突发性的暴力行为,最终构成所谓的"躁狂"状态。

事实上美国有这种事例的报告,提出报告的是伊利诺伊州健康研究所的威廉·沃尔森。他以因暴力行为被关押在监狱的男性犯人和未犯罪的一般男性为对象进行了调查。

此调查称,引起暴力事件的犯人相比于一般的男性,其锌的浓度很低。

同时,矿物质铜的浓度极高。有一种学说认为,铜容易使人产生偏向于攻击性的行为,而且与精神分裂症有关。也就是说铜的过剩与缺锌同时影响了犯人的行为。

因此,报告指出,如果缺少矿物质锌且血中铜的浓度又高,人就容易产生暴力行为。

此后,监狱给犯人补充了锌,结果表明他们的攻击性行为得到了改善。

▌铝与痴呆症

然而,无论铜还是锌,必须注意的是量要恰当,或少或多都对身体不利。因此,必须慎用(对治疗感冒有效的)含锌药片。只要做到饮食均衡,就能自然摄取适量的金属成分。

在微量金属元素产生精神作用而备受关注的物质中,还有一种就是铝。

过去曾有因肾脏病接受透析治疗的人大多变成痴呆的事件,分析其原因,结果了解到在透析时从设备中混入的微量铝元素是造成此事件的元凶。英国就有这种流行病学数据：在自来水中含铝浓度较高的地区，痴呆的发病率较高。

　　某种学说以这些报告为基础提出，老年性痴呆症发病原因之一会否是摄取了铝所致？由于铝在体内会干扰铁质功能，因此成为一种有害物质。还有数据显示，当给老年性痴呆症患者服用铁质后，症状得到了减轻。

　　避免使用铝锅、或者不喝铝罐装而选用瓶装的啤酒，或许也是一种有效的措施。

锌含量较多的食物

摘自"让大脑血液畅流之书籍"（主妇和生活社）

柿　子	9.2 毫克/70 克
和牛的瘦肉	4.6 毫克/80 克
羔羊肉	4.0 毫克/80 克
猪　肝	3.5 毫克/50 克
干鱿鱼	2.7 毫克/50 克
烤鳗鱼	2.8 毫克/100 克
猪的里脊肉	2.6 毫克/80 克

　　成人1天锌的所需量为9~12毫克。顺便提一下，由于容许值上限为30毫克，故一般的饮食即足够。若过多食用动物肝脏，尿酸值会上升，而多吃鳗鱼会得高脂血症。最重要的是注意总体的平衡。

始终想要取得平衡的大脑特性会产生依赖性

把缺少某种"药物"就不能生存的人称为药物依赖。为什么会产生依赖？何谓戒断症状？试从大脑的功能来考虑。

▌戒断症状产生的严重的身体依赖

据说当经济形势恶化造成社会不安时，依赖药物的人就会增加。这早就成为一个严重的社会问题。

会产生药物依赖的物质有：可卡因、俗称为速效药的安非他明、也称为冰毒的甲基苯丙胺、麦角酰二乙胺(LSD)和吗啡等。如果发展到出现戒断症状时，则身体和大脑就会患上疾病。

上述任何一种药物都是仿效大脑神经递质的功能发挥其作用。

可卡因由于会阻碍多巴胺的回收，因此会使多巴胺的作用异常增大。安非他明和甲基苯丙胺是一种仿效阿片作用的物质。而LSD是5-羟色胺的冒牌货，吗啡是阿片类的代用品，大麻的成分是内源性大麻酯这种类脂体神经递质的仿制品。无论是多巴胺还是阿片、5-羟色胺抑或内源性大麻酯，都是协调抑制快感或疼痛的神经递质。

也就是说，这些都是让人神清气爽的物质。假如从外界提供这些快感物质的冒牌货，大脑会沉湎与此，完全忘却原来的功能。如此一来，自然的喜悦、高涨的激情以及充溢的快感褪尽色彩，甚至还会失去性感且毫无思维能力，连抑制疼痛的功能都丧失殆尽，彻底变成一个废人。

尼古丁是乙酰胆碱的冒牌货，因而虽对大脑的毒害作用有限，但正因为程度不同，在形成依赖性和出现戒断症状上却有着共同点。

一旦大脑失去平衡

戒断症状通常表现为流鼻涕、腹泻、浑身发抖、恶心以及痉挛等。

虽在第2章有关脑内物质中有所涉及，但人的大脑内存在许许多多的神经递质，它们之间取得了一种微妙的平衡。当过于兴奋时，就会分泌抑制物质，当然也有相反的情况。因此人才能保持平常之心。

有时也会从外界闯入不同类型的物质。只有在这种情况下，大脑内的神经细胞才会控制闯入状况，通过神经递质来保持平衡。这时，闯入的物质就会被大脑真正吸收。

但是，当经常被吸收的物质突然消失，则整体的平衡将彻底崩溃，即打乱了计划。因此会拼命寻求已消失的物质，想以此保持一种平衡。这就是药物依赖的状态。

给大脑带来强烈作用的药物及其效果

药物名称	效　　　　果
印度大麻	伪装成由内源性大麻酯这一类脂体产生的脑内物质来刺激快感神经
可卡因	具有抑制再吸收突触分泌出的多巴胺的功能。由于不回收多巴胺，因此会持续产生兴奋状态
吗啡	作用于控制A10神经系统的GABA神经的阿片受体，因此会使A10神经系统的活动更活跃
LSD	与5-羟色胺的受体结合，会显示出平时不可能有的幻觉和妄想

脏器移植和脑死亡的争论目前还在持续

如何判断人的死亡？这已成为现代医学紧迫的问题。脑死亡——对以大脑死亡判定为人死亡的观点也有异议。

▌医学的进步改变了人的"死亡"

医学上判定人死亡需要有几个条件。一般这些条件是：① 心脏停止搏动；② 呼吸停止；③ 瞳孔放大并失去对光线的反射。当判断为心脏和呼吸停止工作、瞳孔放大、失去对光的反射时，就可宣告为死亡。

但是，最新的医学科学在心脏和呼吸停止后仍能维持生命。这样一来，就产生这样一种争议：心脏和呼吸停止真的就是死亡的条件？

具有讽刺意义的，是医学的飞速发展竟使得死亡的界线变得模糊了，真是很难确定按什么标准才可宣告死亡。

因此，出现了采用脑电波来判定死亡。

称脑电波停止的状态为脑死亡。就脑电波的波形而言，就是完全成一直线的状态，这表明大脑或脑干的功能已停止。

这种脑死亡作为新的死亡标准备受关注，而实际上它牵涉到了一个脏器移植的问题。

▌脏器移植中遭质疑的伦理问题

众所周知，所谓脏器移植，是指从死亡的人身上摘取肾脏、肝脏或心脏等器官，移植给受疾病折磨的人。

这种脏器移植在欧美，尤其是在美国以一种新型的医疗行为取得了惊人的发展，并已成为日常性手术。这是基于这样的考虑：停止了生命功能的肉体脏器，当然应该救助活着的肉体。

日本过去也曾进行过许多肾脏移植，而在脏器移植法通过后（1997年开始执行），在日本各地相继展开了肝脏和心脏等的移植。

但对于脑死亡和脏器移植，至今还在争论其伦理上的问题。对于以脑死亡判定为死亡的接受度，根据各个国家的民族性、文化性而有所差异，因为日本也有一种意见坚决抵制脑死亡＝死亡的判定。为了成功移植脏器，必须要有鲜活的脏器。否则，即使移植后其成功率也会降低。另一方面还留下了这样一个问题，即脑电图怎样才能确认已确实停止。

还有一个就是生命的尊严这一观点。

这种观点认为，从死者身体上摘取脏器是对生命的亵渎。如何理解生命的尊严？如何协调其与脏器移植的需求？——这就是医生和国民所提出的质疑。

日本脑死亡的脏器移植历史

1997年6月　通过脏器移植相关法律（脏器移植法）

1997年10月　法律生效，能够移植来自脑死亡者的心脏、肝脏和肾脏等

1999年2月　由大阪大学和信州大学摘取高知县一位40多岁女性的脏器（心脏、肝脏、肾脏）施行了移植手术

截止到2001年7月末，合计进行了59例心脏和肾脏等的移植手术

飞舞在大脑中的无数电信号——心脏—搏动脑电波也会随之变化

虽对以脑电波停止判定为人死亡的观点有争议,但这脑电波究竟为何物? 依靠脑电波能把握心理动态?

反映大脑电荷运动的是脑电波

正如第1章中所述,大脑内的信息传递是靠电信号进行的。说得通俗一点,就是大脑内始终有无数的电信号在飞舞。

所谓脑电波,可以说是从大脑外部捕捉到这些神经细胞全部的电荷运动。

脑电波的波形清楚地反映出大脑的活动情况。比如,睡醒后和睡眠中的脑电波的波形明显不同。

浅睡眠时为4~7赫兹

人在醒来后活动时,其频率为14～34赫兹,这称为倍他 (β) 脑波。与此相反,人在安静状态下精神恍惚时频率较低,为8～13赫兹,这称为阿尔法 (α) 脑波。

睡着时又如何呢? 浅睡眠中为4～7赫兹,将此称为西塔 (θ) 脑波,深睡眠时频率更低,为0.5～3.5赫兹,将此称为德尔他 (δ) 脑波。

如本章中所述,睡眠有快速眼动睡眠和非快速眼动睡眠,这两种睡眠交替进行属正常状态。快速眼动睡眠是浅睡眠,非快速眼动睡眠是深睡眠,但就脑波而言,快速眼动睡眠时就会出现 θ 脑波的状态,而深睡眠时就会出现 δ 脑波的状态。

另一方面,β 脑波和 α 脑波是人在活动时的脑波,也可称为觉醒波。

而且人在感动时,脑电波也会随之产生相应变化。

曾发生过这样一件事。在实验助手的颅骨上贴上电极记录脑电波时，碰巧教授的秘书进来。于是，助手的脑电波立刻发生变化，出现了从未有过的θ脑波。是他睡着了？并非如此。据说助手迷恋上这位女秘书，但正为对方根本不理睬他而烦恼。连这种心理都会反映在脑电波中。

话虽如此，可脑电波是一种非常粗线条的东西，因此完全不知道它能否反映出大脑的某个神经细胞如何活动的结果。

对此，这10多年中研制出的一些高科技产品，就能够详细观察到上述这种情况在大脑的哪个部位产生了神经活动。如正电子发射断层显像(PET)、功能性磁共振成像(fMRI)就属这种技术，为了发现大脑的病变和伴随而致的大脑功能的变化，大学等医疗研究机构和医院已广泛应用这些技术。

脑电波随大脑状态而改变

名 称	波 长	大 脑 状 态
δ脑波	0.5 ~ 3.5赫兹	睡眠中几乎无意识的状态
θ脑部	4 ~ 7赫兹	瞌睡中的状态
α脑波	8 ~ 13赫兹	放松时的状态
β脑波	14 ~ 34赫兹	紧张、注意力集中时的状态

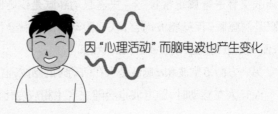

因"心理活动"而脑电波也产生变化

在极限状态下大脑将会如何？可怕的判断力丧失

一时间"精神控制"成为新兴宗教界的话题，它是通过怎样的一种机制改变人的心理状态？让我们来了解一下它的可怕性。

▌ 精神控制和洗脑的起源

回顾人类历史，总能发现洗脑行为如影随形，其原型被认为是古代延续下来的巫术。神灵附体的巫师总会制造出一些奇迹，通过将某人当作活供品，给村民一种强烈的恐惧感，以此支配他们的精神。实际上巫术仪式中必定是使用了一些"科学"的骗术。

其中总会出现一些药草或特制的菌菇类小道具。也就是说，称为奇迹的并不是巫师，而是这些小道具所具有的幻觉作用。现已知道，奥姆真理教也是让信徒饮用麦角酰二乙胺(LSD)或毒蕈碱，这与古代的巫术如出一辙。

即便不用药品也能引起幻觉，当让人处于极限状态，就会出现幻觉。譬如通过断眠、疲劳、宗教领袖等的询问、剥夺隐私等，就能制造极限状态。当修行僧攀登险峻的山崖、任凭瀑布浇淋以及禁食时，他们也达到了一种极限状态。自我启发讨论会等形式，实际上就是洗脑，极具危险性。

那么，人为什么当被置于极限状态时会出现幻觉呢？或者无法判断而采取狂热的行为呢？因为当人达到极限状态时，无论是身体还是大脑都体验了极度的痛苦，大脑中为避免失败的回路开始自动发挥作用。正如前面所述，大脑中设有抑制痛苦的系统。这时会同时分泌出脑内麻醉剂阿片或内源性大麻酯、快感神经递质多巴胺以及振奋精神的5-羟色胺等。如果进入了极限状态，即使不从外界施以药物,大脑内自备的"精神作用药"此时就会一涌而出。

因此出现了幻觉,痛苦反而变成了快感,产生某种陶醉状态。可以说这是脑内物质产生的一种自我中毒。要摆脱对脑内物质的依赖相当困难,脱离不了邪教组织就是这个原因。

█ 生活在唯命是从之中成为一种快感

通常,人在接收到外界信息后立刻就会将它传至大脑,在作出最合适行为的判断后付诸实际行动。

但在情绪不稳定或处于精神恐惧状态时,反馈信息的功能发生混乱,不能做出正确的判断。

这是一种催眠状态,此时,大脑受到了巨大的精神压力。

此时,如果劝你入教、再施以精神控制的话又将会怎样呢? 那你就会完全听信他的话,彻底陷入一种所谓的"中止判断"的状态。

彻底改变人的洗脑机制

第1阶段 (衰弱期)	关闭在黑暗的房间内达数小时,只给最低限度的水和食品,使人精神衰弱
第2阶段 (恐怖期)	鞭打或拷问,使人产生一种对死亡的恐惧
第3阶段 (依赖期)	让你感到自己的命运掌握在对方手中,摧毁你的"自我认同"。此时若再灌输给你新的思想,你轻易就会被征服

由此变得不能冷静思考这个宗教的善恶，依附于这一宗教，生活在唯命是从之中成为一种快感。换言之，这类似于依赖可卡因或兴奋剂的状态。

实际上这就是一种精神中毒的状态。

■ 使大脑内秩序产生混乱的恐怖

丧失判断力并陷于精神中毒，再怎么想也不是一种正常的状态。

但是，本人却深信这很正常，其中隐藏着精神控制的可怕性。有时疯狂的宗教集团发展为反社会的行为就是由于这一原因。

而且一般认为，一旦被施以精神控制，就会产生剧烈的头痛或者记忆力和决断力减退。精神控制侵蚀着人的精神，使秩序井然的大脑内功能陷于一片混乱之中。

是遗传基因？还是环境？究竟是什么形成了人格

神经细胞在大脑内构筑网络时，从父母亲身上继承的遗传基因会发挥巨大的影响。它还能决定人生？

▌遗传基因能决定整个人生吗

人的各种器官都是根据记入遗传基因中的设计图制造出来的。大脑各部分基本上也是按照父母亲传给你的遗传基因进行设计的。

于是，不就产生一种假设：如果父母是天才物理学家，那孩子当然也会成为天才物理学家了。而且如果父母亲是罪犯……

然而现实并非如此。这就说明，遗传基因并不决定一切。当然，遗传基因的作用很大，但这含有出生后的生长环境比其作用更大的意思。

即大脑神经细胞接收环境所赋予的信息后实现了自我。

▌环境和遗传基因的组合形成一种土壤

一方面是童年时代细胞就会死亡，另一方面神经纤维和突触又茁壮成长，生存下来的神经细胞又催生着树突，逐渐形成了独特的网络。

然而，神经细胞是沿着预先规定的路线伸展出纤维，并与约定的伙伴共同创造突触。不到万不得已时，它不会随意生长。即大脑的基本设计图本身还是靠遗传基因提供的。

此外，生长出的神经细胞能够合成多少神经递质？而且到底能拥有多少、怎样的受体？这些大致都由遗传基因决定的。甚至连直接关系到精神的5-羟色胺、多巴胺和阿片的体系都不例外。因此，各人的心理倾向、性格和对疾病的感受性等在某种程度上会与双亲或兄弟姐妹相似。由于单卵双胞胎遗传基因相互之间完全相同，因此它们的性格要比不是双胞胎的兄弟更为相似。

但是，毕竟单卵双胞胎是不同的两个人，考虑问题不同，性格（尽管有相似的地方）也互有差异。

即遗传基因和环境的组合产

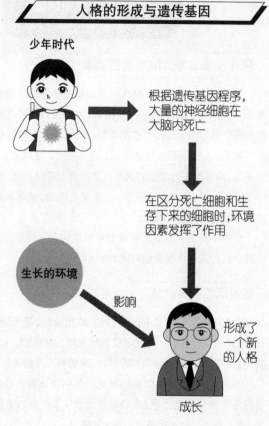

人格的形成与遗传基因

少年时代

根据遗传基因程序，大量的神经细胞在大脑内死亡

在区分死亡细胞和生存下来的细胞时，环境因素发挥了作用

生长的环境

影响

形成了一个新的人格

成长

生出每个人各自固有的"土壤"，形成了他独特的神经网络。因此，天才的孩子变成罪犯，或罪犯的孩子成为天才音乐家也就不奇怪了。

这就是现实的社会。大自然不会强加给人类不合情理的世界。

疲劳的大脑中出现阿尔法脑波

阿尔法脑波是大脑放松的基准

脑波有这几种：人在醒来后活动时的倍他（β）脑波、安静状态下神志不清醒时产生的阿尔法（α）脑波、浅睡眠时的西塔（θ）脑波、深睡眠时的德尔他（δ）脑波以及在解难题或烦恼时发出的伽马（γ）脑波。

其中，人在神经放松状态时，脑波呈阿尔法脑波。当人注意力集中于某处、最易发挥出能力的状态或者在沉思等时，也会产生阿尔法脑波。

一般认为，即使不在沉思，只要闭上眼睛，就容易产生阿尔法脑波。这因为神经处于放松状态。

但也不是说只要闭上眼睛都会形成阿尔法脑波。即便有个体差异，但阿尔法脑波最多也只能持续10秒钟左右。

通过沉思控制脑波

在5种类型的脑波中，出现阿尔法脑波时，毫无疑问是人处于最放松、最佳的精神状态。出现阿尔法脑波时，大脑进入一种休息状态，精神将得到恢复。大脑一旦振作起精神，就能再次开始活跃转动起来。

因此，人们一直以各种形式利用阿尔法脑波的功能。一般认为，当应考学生要提高注意力、公司职员想从工作压力下解放出来时，可以用"想象训练"的方式激发出阿尔法脑波。

如果能够有效地保持产生阿尔法脑波的状态，或许就能有意识地放松精神状态、创造出极致发挥自身潜力的条件。已有人提出了各种各样的方法来引发阿尔法脑波，而你身边的锻炼方法之一就是沉思法。

疲劳和心里烦恼时，如能闭目沉思一下，身心皆可轻松无比……

主编简介

山元大辅

1954 年生于日本东京都。东京农工大学农学院毕业后，修完该大学研究生院农学研究专业硕士课程。理学博士（北海道大学）。

1981 年至 1983 年，在美国西北大学医学院药理学研究室从事博士后研究。回国后任三菱化学生命科学研究所脑神经生理学研究室主任研究员。

1999 年起任早稻田大学人类科学院教授。专业研究神经生物学、行为遗传学，并以果蝇的突变体为专题，研究了遗传基因会给大脑进化带来怎样的冲击。

著有《大脑和记忆之谜》（讲谈社现代新书）、《控制行为的遗传基因》（岩波科学丛书）、《大脑会发生改变!?》（羊土社）以及《遗传基因的奥秘·男性大脑·女性大脑》（讲谈社+α新书）等大量著作。

主要执笔者

井上宏生

1947 年生于日本佐贺县。作为一名纪实文学作家，著有《大企业家·涉泽荣一全研究》（PHP研究所）、《改变视点的复杂系统的思考方法》（日本实业出版社）、《复杂系统的思考方法》（日本实业出版社）及《日本人为什么喜欢咖喱饭?》（平凡社新书）等著作。